骨质疏松症就医指南

主 编 夏维波 李 梅

科学技术文献出版社
SCIENTIFIC AND TECHNICAL DOCUMENTATION PRESS
·北京·

图书在版编目（CIP）数据

骨质疏松症就医指南 /夏维波,李梅主编. —北京：科学技术文献出版社，2016.9
ISBN 978-7-5189-1950-5

Ⅰ.①骨… Ⅱ.①夏… ②李… Ⅲ.①骨质疏松—防治—指南 Ⅳ.① R681-62

中国版本图书馆 CIP 数据核字（2016）第 231568 号

骨质疏松症就医指南

策划编辑：张 微 责任编辑：杜新杰 宫宇婷 责任校对：赵 瑗 责任出版：张志平

出 版 者	科学技术文献出版社	
地 址	北京市复兴路15号 邮编 100038	
编 务 部	(010) 58882938，58882087（传真）	
发 行 部	(010) 58882868，58882874（传真）	
邮 购 部	(010) 58882873	
官 方 网 址	www.stdp.com.cn	
发 行 者	科学技术文献出版社发行 全国各地新华书店经销	
印 刷 者	北京厚诚则铭印刷科技有限公司	
版 次	2016 年 9 月第 1 版 2016 年 9 月第 1 次印刷	
开 本	710×1000 1/16	
字 数	231千	
印 张	15.25	
书 号	ISBN 978-7-5189-1950-5	
定 价	48.00元	

《骨质疏松症就医指南》
编委会名单

顾　　问	孟迅吾　徐　苓　廖二元　朱汉民　黄公怡 陶天遵　邱明才
主　　编	夏维波　李　梅
副 主 编	章振林　金小岚　林　华　余　卫　付　勤　薛庆云 邢小平
编　　委	（以姓氏笔画为序） 王以朋　朱　梅　刘建民　李玉坤　李明全　吴　文 沈　霖　张克勤　陈　林　陈德才　林建华　侯建民 徐又佳　唐　海　董　进　程晓光　程　群　谢忠建
名医介绍	（以姓氏笔画为序） 丁　悦　王以朋　王　莉　邓伟民　邓忠良　付　勤 邢小平　邢学农　吕金捍　朱汉民　朱　梅　刘　丰 刘文亚　刘　建　刘建民　刘　强　严世贵　李玉坤 李明全　李　梅　吴　文　邱明才　余　卫　余学锋

主编介绍

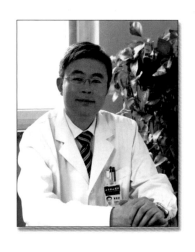

夏维波，医学博士，现任中国医学科学院、北京协和医院内分泌科，常务副主任、教授、主任医师、博士研究生导师。兼任中华医学会骨质疏松和骨矿盐疾病分会主任委员；中华医学会理事；卫生部合理用药专家委员会内分泌代谢组副组长；北京市糖尿病防治协会副理事长。曾于 2000—2001 年在日本东京大学做访问学者。主要从事内分泌和代谢疾病的临床和研究工作。对内分泌和代谢性疾病诸如，糖尿病、甲状腺疾病、垂体疾病、肾上腺疾病和代谢性骨病，均具有丰富的诊疗经验。目前专注于代谢性骨病的基础和临床研究，承担多项国家级科研课题。发表科研论文 150 余篇，其中在 *Am J Hum Genet*、*J Bone and Miner Res*、*Osteoporosis Int*、*Bone Calcified Tissue Int* 等杂志上发表论文 50 余篇。现担任 *Journal of Bone and Mineral Research*、*Current Osteoporosis Reports* 等国内外多个医学杂志的编委，及《中华骨质疏松和骨矿盐疾病杂志》副主编和编辑部主任。

序　言

广大的中老年朋友们，随着时光的推移，您是否逐渐感受到腰腿部的疼痛，身高悄悄变矮，甚至轻微外力下还发生了脊柱、髋部或桡骨骨折，导致活动能力下降，生活质量明显受到影响？这些信息，提示您可能已经罹患了中老年人最常见的疾病——骨质疏松症。

骨质疏松症是以骨强度下降、骨折危险性增高为特征的全身性骨骼疾病。随着人口老龄化，该病患病率呈现"井喷式"爆发趋势，我国目前至少有骨质疏松患者 7 千万，骨量减少患者 2 亿 1 千万。骨折是骨质疏松症最严重的并发症，骨折及其引发的其他并发症，不仅是老年患者致残和致死的原因，而且会给家人和社会带来沉重的负担。

骨质疏松症的患病率高、危害严重，然而，广大的中老年朋友们，您是否知道骨质疏松症的危险因素及发病机制是什么？此疾病应该怎样进行正确的诊断？如果罹患骨质疏松症，日常生活中需要注意什么？哪些治疗药物才是真正有效的药物？药物的治疗效果该如何评估？发生骨折时，我们该怎么办？

带着这些问题，让我们翻阅这本《骨质疏松症就医指南》。这是由中华医学会骨质疏松和骨矿盐疾病分会，专门组织全国多个省市从事骨质疏松症和其他代谢性骨病诊治与研究的专家，从病因、发病机制、临床表现、诊断、治疗及评估多个维度，为广大中老年朋友们解读骨质疏松症。书籍内容丰富、深入浅出、实用性强，更为重要的是，书籍还介绍了全国多位本领域知名专家的信息，可以为大家寻医问药提供一些帮助。但是，由于篇幅和我们的收集能力所限，还有更多的骨质疏松症诊疗专家未能纳入本书，我们真诚地向这些未能收录的专家致歉，也为因此给病友们带来的不便致歉。

由于时间仓促，书籍尚存在不妥之处和纰漏，敬请广大读者和同道们批评指正。

"莫道桑榆晚，为霞尚满天"，祝广大的中老年朋友拥有强壮的骨骼与美好的生活。

目　录

上篇　骨质疏松症的科普知识

下篇　骨质疏松症专家介绍

上 篇

骨质疏松症的
科普知识

第一部分　认识骨质疏松症

1. 您了解人体骨骼的功能吗？

　　骨骼是人体最大的器官，是运动系统的主要组成部分。人体有多种类型的骨骼，它们以关节等方式连接组成骨骼系统。在其他系统的协调配合下，骨骼发挥支撑身体、保护内脏器官、协同运动和参与代谢、造血及内分泌等重要功能。

　　（1）支撑功能：骨骼是人体最坚硬的组织，各骨骼间通过关节等互相连结成完整协调的骨架结构，在使身体维持相应形态和姿势的同时，发挥支撑和负重作用，这是骨骼最主要的功能，也是人能站立、行走、负重和劳动的基础。脊柱及四肢骨等躯干骨是发挥支撑、运动功能的主要骨骼。一旦发生损伤或退行性病变（如骨质疏松症、骨性关节炎），骨骼的外形完整性或内部结构（强度受损），支撑、运动等重要功能难以维持，严重危害人体健康。

　　（2）保护内脏器官：人体部分骨骼可连结围成一定形状的体腔以容纳重要的脏器组织，使其受到骨骼坚硬结构的保护，防止其受外力损伤，维护健康。如多块颅骨形成坚硬的颅腔，可保护脑组织；胸椎骨与肋骨、胸骨等围成桶状的胸腔，保护其内的心脏、肺和纵隔；而椎体形成的椎管保护重要的中枢神经——脊髓等。

　　（3）运动功能：骨骼本身没有自主运动功能，但在神经支配协调下，可与肌肉、韧带、肌腱等组织一起协同作用，使身体完成站立、行走、奔跑及日常生活所需的各种运动和动作。在运动过程中，骨骼起到杠杆作用和支持作用。

　　（4）参与人体钙、磷代谢：骨骼中储存大量的钙和磷，是机体代谢所需钙、磷的主要稳定来源和储备缓冲库，在神经、内分泌因子的作用下，参与对血液钙、磷浓度的调节。当血液中的钙、磷过多时，便会转移并储存到骨组织中；

反之，血液中钙、磷浓度过低时，骨骼内钙、磷可释放到血液中，维持血液内钙、磷水平。因此骨骼也被人们称为钙、磷的"储存仓库"。

（5）造血功能：分布在扁骨、不规则骨及长骨干骺端松质骨中的红骨髓具有活跃的造血功能，是人体出生后的主要造血器官。造血干细胞在自我更新的同时，可分化产生各种类型血细胞。骨组织是造血干细胞的重要微环境之一，参与维持各种血细胞的发育、分化、释放、死亡和清除的动态平衡，保持人体血液系统的正常稳态。

（6）内分泌功能：骨骼体积大，细胞数量多，可分泌数十种分子，除分泌FGF2、PGE2、HMGB1等非骨骼特异分子外，还可合成与分泌FGF23、骨钙素、SOST等骨骼特异表达生物活性因子。这些分子除通过旁／自分泌调节骨骼系统本身发育与代谢外，还可通过内分泌方式调节远隔器官、组织，在机体发育及全身内环境稳态维持中发挥重要作用，如骨骼细胞分泌的骨钙素可促进胰岛素、睾酮的合成、分泌，影响机体糖、脂肪代谢及生殖功能等。

由于骨骼数量多，又含有骨髓及内分泌等重要功能，在生理／病理情况下对机体稳态的维持及在失稳态发生机制中发挥重要作用，防治骨骼疾病除对骨骼本身健康很关键外，对全身其他脏器健康的维护也非常重要。

2. 人体有多少块骨骼?

因为部分骨骼随着年龄增长而融合，人体骨骼的数量随年龄增加而变化，如儿童的骶骨有5块，成人时融合为1块；儿童的尾骨有4～5块，成人时融合为1块；儿童时期髂骨、坐骨与耻骨各2块，到成人则为融合成为左右各1块髋骨等。初生婴儿的骨头多达305块，重量约为体重的1/7。儿童的骨头数量为217～218块。人体25岁左右骨骼才能完全发育成熟，成人骨头共有206块，其中颅骨29块、躯干骨51块、四肢骨126块，骨重量约为体重的1/5。

骨骼数量多，形状各异，功能也各有侧重。总的来看，骨骼主要由外部坚硬的致密骨与内部疏松多孔的松质骨组成。人的骨骼根据形态可分为五种：长骨、短骨、扁平骨、不规则骨和种子骨。长骨成长筒状，长度远大于宽度，由中间的骨干和两头膨大的骨骺组成。骨骺端可与其他邻近骨骼形成关节，骨干由致密骨组成，中间的空腔为骨髓腔，内有松质骨和骨髓。大部分的四肢骨都是长骨（包括指骨、趾骨）。短骨多数呈立方状，如跗骨、腕骨等。扁平骨多数宽而扁，如颅盖骨、肩胛骨、胸骨等。不规则骨是指形状复杂而不规则的骨骼，包括脊椎骨与髋骨等。种子骨，又称籽骨，是受压较大的肌腱内生成的中小骨，位于肌肉止点处腱与骨之间，是由肌腱骨化形成的，包括髌骨、豆状骨等。籽骨主要作用在于加大肌肉运动的力臂，增加肌腱弯曲的角度，增大肌肉的收缩力。

3. 人体骨骼的主要成分是什么？

骨骼是运动系统重要的组成部分，与肌肉、韧带等共同构成运动系统。骨骼主要由骨质、骨髓和骨膜三部分构成。骨组织有两种主要类型：密质骨（皮质骨）和松质骨（小梁骨）。密质骨内有哈弗系统，形成长骨中部的皮质，长骨两端是呈疏松小梁状的骨松质，骨骼中央是骨髓腔。骨骼有成骨细胞、骨细胞与破骨细胞等多种细胞。除细胞外，细胞外基质也是骨骼的重要组成成分。

骨基质主要包括有机成分（约占35%）和无机成分（约占65%）。有机类物质主要由成骨细胞合成、分泌，包括胶原和非胶原蛋白，其中胶原纤维（主要是 I 型胶原）占90%。非胶原蛋白主要包括多糖类物质、糖蛋白、酶类等，其中骨桥蛋白、骨粘连蛋白，尤其是骨钙素等是骨骼相对特异表达的蛋白分子，在骨骼稳态维持中发挥重要作用。无机成分主要有羟基磷灰石、阳离子（钙、镁、钠、钾、铁、氟、锶）和阴离子（磷和氯化物），其中以钙含量最多。骨骼中的有机类物质主要发挥调节骨骼生长、参与骨组织修复、连接与支持骨细胞以及参与骨骼新陈代谢、矿化等作用。其中胶原纤维为骨骼提供支撑和张力。骨骼中的无机盐，特别是钙与磷，以结晶的方式有序排列，使骨骼具有一定的强度以承受压力。密质骨占骨质的80%，包含人体99%的钙和90%的磷酸盐；松质骨内储存造血细胞与骨髓基质细胞。松质骨转换速率较高，约为皮质骨的8

倍。

不同年龄人体骨骼的有机物与无机物的比例不同。儿童及青少年骨有机物的含量高，因此其骨骼柔韧度及可塑性较好。而老年人骨骼中无机物含量较高，与有机质含量的比例失衡，容易发生骨质疏松及骨质增生，骨脆性增加，甚至发生骨折。

骨骼包括骨组织和软骨组织，以上讲的是骨组织。除耳郭、鼻骨等外，成年人软骨组织主要有位于骨骼末端的生长板和关节软骨（如长骨）。软骨组织的唯一细胞为软骨细胞，是软骨基质的来源。软骨基质以Ⅱ型胶原为主，还有包括硫酸软骨素在内的多种蛋白多糖等。

4. 骨骼有哪些细胞？

骨骼包括软骨组织与骨组织。软骨组织由软骨细胞组成。而骨组织包含的细胞成分有骨祖细胞、成骨细胞、骨衬细胞、骨细胞及破骨细胞等。这些细胞的详细分述如下。

（1）软骨细胞：除耳郭等软骨外，成年人的软骨细胞主要分布于关节表面及生长板。软骨组织的唯一细胞组分是软骨细胞，由间充质细胞分化而来。关节软骨细胞可长期甚至终生维持稳定的非肥大软骨细胞状态，其参与分泌的关节滑液可起到缓冲压力、润滑关节的作用。而生长板软骨细胞随生长板的发育要先后经历增生、肥大分化、矿化及凋亡等过程，生长板发育是骨骼生长，人体长高的主要动力。软骨细胞分泌软骨基质（Ⅱ型胶原、蛋白多糖等），将自身包埋其中，随着软骨细胞的分化成熟和肥大，软骨细胞体积将逐渐变大，停止分泌Ⅱ型胶原、蛋白多糖，转而合成分泌Ｘ胶原，并释放钙磷，发生矿化，最终软骨细胞发生凋亡，被骨组织取代。近年来有研究发现肥大软骨细胞可直接分化为成骨细胞。

（2）骨祖细胞：骨祖细胞是骨组织中的干细胞，主要存在于骨外膜及骨内膜的内层靠近骨基质面。在骨的生长发育时期及成年后骨改建与骨组织损伤后修复过程中，可增生并分化为成骨细胞。骨髓中的间充质干细胞也是成骨细胞的重要来源，并在骨稳态维持中发挥重要作用。

（3）成骨细胞：起源于上述多种来源的骨祖细胞，常见于生长期的骨组织中，是骨形成的主要功能细胞，负责骨基质的合成、分泌和矿化等。当成骨细胞数量减少或功能降低时可发生骨量减少或骨质疏松，而矿化功能受损则可发生佝偻病（发育期）或骨软化（成年期）。

（4）骨衬细胞：是骨骼未进行重建时附着于骨内表面或骨小梁表面的一层扁平细胞。目前认为随骨骼功能状态（重建／静息）的变化，其与成骨细胞可相互转化。骨衬细胞在保护骨质，调节血钙水平与骨重建中发挥重要作用。

（5）骨细胞：是成熟骨组织的主要细胞，约占成熟骨骼中细胞的90%，寿命非常长，可达数十年。目前认为骨细胞由成骨细胞在分泌骨基质包裹自身后分化形成，主要分布于相邻两层骨板间或骨板内。骨细胞有许多突起，各骨细胞间通过密集的突起互相连接沟通，形成小管系统网络，使坚硬的骨组织能迅速敏感地在骨内外进行信息、物质交流，在感受应力的同时，与骨髓内和骨外毛细血管交通，保障骨组织营养和物质交换。此外，骨细胞分泌的FGF23、骨钙素等分子还参与机体其他脏器和全身稳态维持的调节。

（6）破骨细胞：来源于骨髓单核－巨噬细胞谱系细胞，单核细胞在受多种细胞因子的直接或间接作用下，经增生、融合、分化发育为多核的成熟破骨细胞。破骨细胞寿命只有数天，数量也远比成骨细胞少，主要位于骨组织被吸收部位所形成的陷窝内，可释放多种蛋白酶、碳酸酐酶和盐酸等，发挥溶解和吸收骨质的作用，参与骨组织的代谢和重建。机体对成骨细胞为主的成骨作用与破骨细胞的骨吸收、溶解作用间有精细的调节，使两者间处于动态平衡。在疾病情况下，当破骨细胞的功能强于成骨细胞时可发生骨量减少，甚至骨质疏松，反之则可能出现骨硬化等疾病。在生长板发育过程中，破骨细胞也参与吸收矿化的软骨基质，在骨组织取代生长板软骨组织的过程中发挥重要作用。

5. 成骨细胞具有哪些功能？

成骨细胞是骨发生、形成的主要功能细胞，在骨发育、稳态维持和再生中发挥重要作用。骨骼发育有两种模式，即软骨内成骨和膜内成骨。在软骨内成骨过程中，先形成软骨骨胚，再由骨组织取代之，最终形成骨骼。在这过程中成骨前体（祖）细胞随血管的入侵进入矿化的软骨组织，成骨前体细胞分化为成骨细胞，并分泌骨基质，使软骨组织最终被骨组织取代。在由膜内成骨形成的颅骨等扁骨的发育过程中，间充质细胞直接分化为成骨细胞，形成骨组织，完成骨骼发育。在成年期骨重建过程中，在破骨细胞分泌氢离子和多种酶分子溶解、吸收骨基质的同时，成骨细胞与破骨细胞耦联，在局部分泌骨基质并矿化成熟，使骨骼结构形态进行微改变，以及时适应外界环境尤其是力学环境的变化。

成骨细胞具有强大的合成分泌功能，可生成几乎所有的骨基质成分，包括Ⅰ型胶原、糖蛋白、蛋白多糖等有机物质；输送钙离子至类骨质，参与类骨质的钙化；成骨细胞释放的碱性磷酸酶能够水解对骨矿化有强烈抑制作用的无机焦磷酸盐，增强骨矿化。

在骨骼发育与稳态维持过程中，成骨细胞与其他骨骼细胞间有密切的相互调节。成骨细胞可调节破骨细胞和骨髓造血干细胞的分化与功能。成骨细胞可通过直接分泌相关蛋白、多肽分子、miRNA 或释放外分泌体（exosome）等来调节其他细胞，如其可分泌 RANKL、OPG 等因子调节破骨细胞的功能。RANKL 与表达于破骨细胞及其前体细胞表面的 RANK 结合，促进破骨细胞的分化、成熟、功能和存活，而 OPG 可以抑制两者的结合，从而抑制破骨细胞的形成并诱导破骨凋亡。成骨细胞对造血干细胞也有重要调节作用。成骨细胞参与了造血微环境的构建，可通过其表面的黏附分子将原始造血干细胞锚定在骨髓腔内膜表面，通过其调控作用使造血干细胞维持在静止状态，以保持自我更新、多向分化的干细胞特性。

除调节附近的细胞外，成骨细胞也是内分泌细胞。成骨细胞及由其分化而成的骨细胞可分泌骨钙素、FGF23 等影响全身其他组织、器官。如骨钙素可经促进胰岛 β 细胞增生、增加胰岛素的表达及分泌、增加胰岛素的敏感性等调节机体能量代谢。骨钙素可与睾丸间质细胞上的 G 蛋白受体 Gprc6a 结合，促进睾酮的合成，影响雄性生育力。骨钙素可以透过血脑屏障与大脑神经元结合，促进单胺类神经递质的合成而抑制 GABA 的表达，从而促进机体的学习和记忆能力。而 FGF23 则可抑制肾脏磷重吸收，抑制活性维生素 D 形成，促进心肌肥大等。

6. 破骨细胞具有哪些功能？

破骨细胞是一种巨大的多核细胞，高表达抗酒石酸酸性磷酸酶和组织蛋白酶 K 等标志性酶类，主要分布于骨组织被吸收部位所形成的陷窝内。正常骨代谢依赖于破骨细胞骨吸收与成骨细胞骨形成两者间的动态平衡。

骨吸收是破骨细胞的主要功能。破骨细胞接触到骨基质后活化，细胞骨架重新排列，在细胞近骨质的一面伸出毛样突起，称为皱褶缘。与皱褶缘邻近的破骨细胞胞质区含较多微丝，称为透明带。皱褶缘、透明带与骨质形成封闭的腔隙。破骨细胞释放酸性物质至皱褶缘与骨质间的腔隙内，使局部环境呈酸性。酸性环境下，骨组织的无机矿物质被溶解，自皱褶缘通过吞饮泡进入破骨细胞内，降解后以钙离子形式进入血液中。骨组织矿物质成分的丢失将导致胶原骨基质暴露，破骨细胞通过分泌多种溶酶体酶，降解骨基质胶原，皱褶缘通过内吞作用将降解的骨基质转运到胞质中，经溶酶体消化后通过胞吐作用转移出破骨细胞。破骨细胞的骨吸收功能受到全身激素水平（甲状旁腺激素、降钙素、雌激素等）与多种细胞分泌的破骨细胞活化因子及抑制因子的调控。当破骨细胞离开骨表面后，其皱褶缘消失，进入静止期。除发挥骨吸收功能外，破骨细胞可通过分泌多种因子，包括鞘氨醇 -1- 磷酸（SIP）和肝细胞生长因子（HGF）以及外分泌体等调节成骨细胞、间充质细胞的分化、成熟与活性。破骨细胞还可参与造血干细胞在骨内膜的定位及迁徙、动员。

7. 骨细胞是怎么来的？

骨细胞是成熟骨组织中的主要细胞，占成年所有骨组织细胞总数量的 90% ~ 95%。骨骼细胞中，成骨细胞的寿命是数周，破骨细胞仅仅数天，而骨细胞的平均半衰期大约为 25 年。骨细胞位于骨陷窝内，镶嵌在矿化的骨基质中，有许多突起，通过小管通道系统延伸。邻近的骨细胞间通过细胞突起相互连接，形成遍布骨组织的密集网络。

骨细胞来源于成骨细胞。骨髓基质细胞首先分化为骨软骨祖细胞，该细胞可分化为前软骨与前成骨细胞。前成骨细胞具有较强的增生能力，在多种全身、局部调控活性因子的调节下经历增殖、成骨分化，最终形成成骨细胞。成骨细胞分泌骨基质将自身包裹其中，新骨基质钙化，细胞的合成活动停止，胞质减少，成为骨细胞。骨细胞可分为幼稚、成熟及老化三个阶段。幼稚期的骨细胞具有与成骨细胞类似的结构形态，胞体较饱满，突起较少，仍能合成并分泌骨基质。该阶段的骨细胞位于较小骨陷窝内，细胞突起通过骨小管与邻近细胞之间进行沟通。随着骨细胞的成熟，细胞胞体变小，突起增多，细胞质内参与基质合成的线粒体，粗面内质网和高尔基体数量减少。老化的骨细胞则胞体进一步变小，细胞核出现固缩，胞浆内细胞器进一步减少，其周围的骨陷窝较大。骨细胞对骨吸收和骨形成过程都发挥重要的调节作用，是维持成熟骨新陈代谢的主要细胞。

8. 骨细胞有功能吗？

骨细胞存活时间长。由成骨细胞包埋于它们自己合成的骨基质内后逐渐分化形成，成熟的骨细胞有大量突起结构。研究表明骨细胞并不是静止的、不活跃的细胞。

骨细胞被骨陷窝 - 微管网样结构包围，均匀分布在矿化的骨基质中，通过胞膜和突起相互沟通与骨表面成骨、破骨细胞通过间隙连接高度联系，构成庞大的网状结构，这是其感受和传递应力信号的结构基础。骨细胞可通过骨陷窝 - 骨小管系统中的液体流动等感知机械刺激，并将其转化成生化信号。

骨细胞自身具有骨吸收功能，主要通过消除骨陷窝壁表面或陷窝壁基质中排列松散的钙、磷结晶，加速钙的释放，从而维持血液中钙的平衡。

骨细胞是骨组织改造塑型过程的主要调节者，其感知应力的刺激并将信号传递到效应细胞——即成骨细胞或破骨细胞，既调节破骨的骨吸收过程，也参与成骨过程的调节。骨细胞可分泌活性分子抑制破骨细胞的功能，防止破骨细胞对健康骨组织进行吸收。当骨细胞凋亡或死亡后，这种对局部破骨的抑制作用就消失了，破骨细胞便会在该区域进行骨吸收。骨细胞可向骨髓间充质干细胞发送信号，促进其向成骨细胞分化。当骨细胞感知到邻近新形成的骨细胞在被新骨和类骨质覆盖后，便会通过它的突起向相邻的成骨细胞发送抑制信号，减慢骨单位内填充骨基质的沉积速度，防止过多的新骨形成。

骨细胞还是内分泌细胞，可分泌系列分子，其中包括 FGF23、骨钙素、骨硬化素等骨骼特异分子，这些分子对全身内环境和其他脏器的稳态维持、钙磷代谢等的调节非常关键，考虑到骨骼组织多，骨细胞又占成年期骨组织中细胞总数 90% 以上，可以推测骨细胞的骨外调节作用是非常重要的。

9. 人一生中骨骼生长变化呈现怎样的趋势?

人的骨骼同机体其他系统一样，随着年龄的变化，经历生长、发育、最后衰老。人的骨骼变化按年龄阶段，大致分为：

(1) 婴幼儿、儿童、青春期：此阶段是骨骼的发育增长期，尤其是婴儿期（出生 28 天到 1 周岁）和青春期（一般女孩从 9 ~ 12 岁到 17 ~ 18 岁，男孩从 10 ~ 13 岁到 18 ~ 20 岁）是生长高峰期。在骨骼迅速生长的这段时间，摄取含钙与维生素 D 丰富的食物和适量的运动等都有利于骨骼的生长发育。

(2) 青年期与中年期：从 20 ~ 40 岁，骨骼生长处于相对平衡，骨量也处于峰值。在 30 ~ 35 岁期间，骨骼的骨密度达到一生中最高点。在峰值前期，骨骼的长度虽然停止生长，但强度仍在加强，骨量缓慢生长。在这个阶段，通过适量运动和摄取足量的钙与维生素 D，有助于达到较高的峰值骨量。35 岁以后，骨量开始略微有缓慢的下降。

(3) 中老年期：此阶段为骨骼的衰老下降期。女性 50 岁以后，体内的雌激素水平下降，骨质开始大量流失，流失速度为每年 1% ~ 2.5%。男性 60 岁以后骨质开始快速流失。西方国家，大于 50 岁的人群中男性骨质疏松症患病率超过

20%，女性则超过40%。进入老年阶段，骨质继续流失。通常会因为骨量降低发生髋部、手腕与脊柱等部位骨折。50岁以上髋部骨折患者一年内约1/4会因并发症死亡，约1/4需要终生卧床。此阶段补充钙与维生素D主要是防止体内钙质的大量丢失。此外，此阶段视骨骼的具体情况，补充钙和维生素D的同时，往往需要应用专门的骨质疏松治疗药物，即促进成骨和抑制破骨的药物。

10. 什么是骨量峰值？

骨骼发育与相应年龄身体的发育同步，骨量的累积是动态的持续过程。到了18岁，骨骼生长已接近完成，骨量也达到峰值的60%。20岁以后，骨量继续缓慢增加，通常在30～40岁，大多数人是在32～34岁达到一生中最大骨量，即骨量峰值。

骨量峰值受到多种因素的影响，并具有明显的个体差异。影响骨量峰值的因素包括以下几点。

（1）遗传：骨量峰值有60%～75%由基因所控制。遗传因素主要通过影响身高等骨骼特征与骨骼对环境因素（包括饮食、机械应力等）的反应来影响峰值骨量。

（2）种族：白人和亚洲人的骨密度一般低于黑人、拉丁美洲和美洲的印第安人。

（3）性别：一般情况下，女性骨量达峰值时间早于男性，男性的骨量峰值通常高于女性。

（4）饮食：成熟期骨重量的60%是矿物质，主要由钙盐组成。摄入含适量钙和维生素D饮食的人骨量峰值较缺乏者更高。

（5）内分泌激素：性激素、生长激素、甲状腺素等影响全身组织细胞的激素，及调节钙磷代谢的激素如甲状旁腺激素、降钙素及维生素D衍生物等，均可参与峰值骨量的调节。

（6）体育活动：运动和锻炼对骨骼有积极的影响。在保证适量钙摄入的情况下，体育锻炼对骨密度的作用甚至超过钙的摄取。

（7）健康状况与生活习惯：慢性代谢紊乱和严重的疾病、长期服用某些药物如糖皮质激素等可降低骨量。吸烟和过度饮酒等不良生活方式也对骨密度有负面影响。

峰值骨量的高低与骨质疏松症的发生有密切关系。研究表明，人的骨量由三方面因素决定：骨发育成熟期达到的骨量峰值、中年期骨量的维持及中老年的骨量丢失速度。骨量峰值高，在相同情况下发生骨质疏松及骨质疏松性骨折的可能性就降低。换句话说，骨量峰值体现我们人体一生钙元素最大的储备量，我们用生命的少半时间储存，用生命多半时间去消耗。因此，提高骨量峰值可防治骨质疏松。

11. 什么年龄会出现骨丢失？

骨丢失就是指骨量的流失，即当骨组织中骨吸收大于骨形成，有机质和钙磷的流失，引发骨量减少甚至骨质疏松。正常人在幼年期、青春期和成年期骨量都是持续增加的，在 30 ～ 35 岁达峰值并且男性的峰值骨量高于女性。一般认为，在 40 岁以后骨量开始丢失，至 70 ～ 80 岁女性骨量丢失 30% ～ 50%，而男性为 20% ～ 30%。骨丢失类型可分为 3 种：一种为与年龄有关的骨丢失，每年丢失 0.3% ～ 0.5%，男女均会发生；另一种为与绝经相关的骨质疏松，每年丢失 2% ～ 3%，这种快速骨丢失见于绝经后 5 ～ 15 年内的妇女；还有一种是失重性骨丢失，是指在失重环境下作用于人体骨骼的压力骤减，同时肌肉运动减少对骨骼刺激相应减弱，骨骼血液供应随之减少，导致骨质脱钙、骨量流失，这种类型主要见于宇航员。女性皮质骨丢失多发于绝经前后，绝经后会有一个加速骨丢失阶段，平均每 10 年骨丢失 10% 左右，75 岁后降至 0.4% ～ 0.5%。男性皮质骨丢失从 40 ～ 45 岁开始，50 ～ 60 岁后较为明显，男性不存在快速骨丢失阶段，平均每 10 年的骨丢失率为 3% ～ 5%。此外哺乳期妇女由于钙消耗增多，若得不到及时补充就会出现负钙平衡，容易出现骨量的丢失和骨密度下降。即使是青年人，由于不良生活习惯如吸烟、喝咖啡、缺乏运动和日照也会出现骨量的丢失。

12. 骨骼是如何完成新旧更替的？

人体骨骼从出生到发育成熟以及衰老的过程中，一直处于旧骨吸收和新骨形成的动态平衡中，保持着骨骼结构完整和功能正常。这种去除局部旧骨、形成新骨的动态过程称为骨重建，它是成熟骨组织的一种重要替换机制。骨重建由骨重建单位来完成，骨组织中存在许多骨重建单位，其是由成骨细胞和破骨细胞在骨组织表面形成相耦联的细胞功能单位。骨重建过程包含起始、激活、骨吸收、逆转和骨形成五个阶段。在正常骨组织中，80% 处于静止状态，静止状态下的骨组织表面有一层胶原形成的类骨质层和成骨细胞转化而来的骨衬细胞层，这两种覆盖物使得内部已矿化的骨组织与外部隔绝而不受各种因子的影响。激活期是指骨表面从静止状态转为骨吸收状态的过程。在局部和全身因素的影响下，骨衬细胞开始收缩由扁平变为立方形，并分泌蛋白酶分解下方类骨质层，内部矿化的骨组织完全暴露，破骨前体细胞向骨表面迁移，并在多种细胞分化因子影响下分化为成熟破骨细胞而具有骨吸收功能。成熟的破骨细胞附着在骨组织表面开始吸收陈旧骨组织，破骨细胞在陈旧骨组织表面向内挖凿平均深度 $40 \sim 60\,\mu m$ 的骨吸收陷窝，释放多种蛋白酶和酸性物质来降解骨胶原和骨矿物达到清除旧骨的目的。陈旧骨组织被吸收后，破骨细胞随之消失成骨细胞向陷窝内迁移。骨形成过程包含类骨质形成和类骨质矿化两个阶段，成骨细胞进入骨吸收陷窝后分泌胶原蛋白，形成具有三螺旋结构的 I 型胶原网络，称为类骨质。随后成骨细胞通过碱性磷酸酶使钙磷等无机成分沉积于类骨质形成羟磷灰石结晶完成类骨质矿化。一个骨重建过程循环需要 $4 \sim 6$ 个月，骨形成过程就占了大多数时间。人体每年大约有 10% 的骨骼会重建。骨重建在正常骨代谢中发挥重要作用：使骨量保持相对恒定，可以使陈旧骨组织得到更新，骨内的微损伤得到修复，维持骨的形态、结构和成分的相对稳定。骨重建过程中成骨和破骨细胞的功能是耦联的，一旦其耦联形式发生失衡就会导致骨质和骨量的变化。

13. 哪些内分泌激素会精密调控骨骼代谢？

骨骼不仅有维持运动，支持和保护内脏器官的功能，还属于人体最大的内分泌器官，在维持钙磷稳态方面发挥重要作用。因此，调控骨骼代谢的激素也有很多。

（1）维生素 D：是一种类固醇激素，在钙磷代谢中发挥重要作用。皮肤在紫外线的照射下，7- 脱氢胆固醇转变为维生素 D3，维生素 D3 在肝脏中又转化为 25- 羟维生素 D3，随后又被肾脏中的 1-α 羟化酶转化为 1，25- 双羟维生素 D3。维生素 D 可以促进小肠对钙磷的吸收，维持血钙浓度；促进钙磷向骨组织沉积，为新骨形成提供必要条件；促进肾脏对钙磷的重吸收，减少钙磷排泄。

（2）甲状旁腺素：是由甲状旁腺主细胞分泌合成的多肽类激素，具有升高血钙和降低血磷的作用。当血钙浓度下降可刺激甲状旁腺激素分泌，促进肾脏保钙和排磷，促进小肠对钙的吸收。当血钙进一步降低，大量甲状旁腺激素可动员骨钙入血，严重者会导致骨质疏松。

（3）降钙素：是由甲状腺 C 细胞分泌的由 32 个氨基酸组成的多肽类激素，具有降低血钙和血磷的作用。其主要通过抑制骨吸收、抑制破骨细胞数量和活性、抑制远端肾小管对钙磷的重吸收来发挥作用。

（4）糖皮质激素：主要由肾上腺皮质束状带合成和分泌，长期应用糖皮质激素类药物会导致骨量减少甚至骨质疏松。其主要机制为糖皮质激素能抑制成骨细胞和促进破骨细胞功能、促进甲状旁腺激素产生、抑制肠道钙的吸收和促进尿钙排泄、抑制性激素生成。

（5）雌激素：能够抑制骨吸收促进骨形成，雌激素缺乏是绝经后妇女骨质疏松的主要原因。大量研究表明，雌激素能够促进破骨细胞凋亡，调节成骨细胞增生分化，抑制成骨细胞凋亡。

（6）体内的一些细胞因子在调节骨代谢的过程中也发挥着重要作用，如肿瘤坏死因子（TNF）具有促进破骨细胞形成，加速骨丢失的作用。白细胞介素（IL），尤其 IL-1、IL-6 与溶骨性疾病和高转换型骨质疏松密切相关，研究发现 IL-1 可促进基质成骨样细胞产生 IL-6，促进破骨细胞分化，诱导骨溶解。

14. 您知道骨质疏松症的概念吗？

1994 年世界卫生组织将骨质疏松症定义为一种以骨量减少、骨微结构破坏、骨脆性增加和易于骨折为特征的全身代谢性疾病。2001 年美国国立卫生院提出骨质疏松是以骨强度下降、骨折风险增加为特征的骨骼系统疾病,骨强度取决于骨密度和骨质量。骨质疏松症可发生于不同性别和不同年龄,但以绝经后妇女和老年男性多见。骨质疏松症分为原发性和继发性两大类,原发性又包括绝经后妇女骨质疏松、老年性骨质疏松和特发性骨质疏松。绝经后骨质疏松一般发生在妇女绝经后 5 ~ 10 年;老年性骨质疏松一般指 70 岁以后发生的骨质疏松;而特发性骨质疏松主要发生在青少年,病因尚不明确。继发性骨质疏松是由任何影响骨代谢的疾病、药物或器官移植所引起的骨质疏松。

15. 原发性骨质疏松症的发病机制是什么?

原发性骨质疏松可分为绝经后骨质疏松、老年性骨质疏松和特发性骨质疏松三种类型。其发病机制主要是骨吸收和骨形成的平衡被打破,凡使骨形成减少和骨破坏增加的因素都会导致骨丢失和骨强度降低,容易发生骨折。目前认为原发性骨质疏松症的发生主要与以下因素有关。

(1)年龄性别因素:流行病学研究表明,50 ~ 69 岁女性有一半以上患有骨质疏松,而 50 ~ 69 岁男性有 1/4 ~ 1/5 患有骨质疏松。老年人由于骨髓基质细胞向成骨细胞分化缓慢,并且活性减低,导致骨形成期延长,骨形成率降低,而破骨细胞功能依旧活跃,骨吸收相对较强,因此,老年人容易发生骨质疏松,有资料显示年龄增加 10 岁骨质疏松患病危险增加 1.4 ~ 1.8 倍。

(2)内分泌因素:绝经后妇女卵巢功能衰退,雌激素水平显著下降导致骨吸收增强,骨丢失加快。男性随着年龄增加体内睾酮水平逐渐下降,雄激素不足也会导致骨质疏松的发生;维生素 D 不足、甲状旁腺激素过多以及降钙素的缺乏都会影响钙磷的稳态,从而影响骨代谢。

(3)遗传因素:骨成熟后达到峰值骨量与种族、遗传关系更为密切。黑人骨峰值高于白人,男性又高于女性,如果峰值骨矿含量高,老年后发生骨质疏松症的机会就少或发病年龄推迟。

(4)营养状况:矿物盐的摄取对骨量的积累和维持有重要的影响,构成骨骼的成分包括钙、磷、镁、蛋白质以及部分微量元素，它们是影响骨代谢的物质基础。因此，这些物质的缺乏或比例失调是导致骨质疏松症的重要危险因素之一。

（5）物理因素：骨骼发育程度及骨量的大小与运动密切相关，运动负荷可以使松质骨骨量增加，如果运动负荷停止则增加的骨量可以再度丢失。

（6）免疫因素：免疫系统与骨骼代谢密切相关，目前认为其主要通过有关的体液因子如白细胞介素（IL）、干扰素（IFN）等，影响破骨细胞和成骨细胞的数量和活性发挥作用。

（7）生活方式：吸烟、饮酒等不良生活习惯也是诱发骨质疏松发病的高风险因素之一，有烟酒嗜好人群的骨质疏松发病率明显高于无烟酒嗜好人群。有学者发现，经常饮用咖啡也会增加骨质疏松的发生，因其中所含的咖啡因可增加钙、镁、钠、氯化物的排出。

16. 我国有多少骨质疏松症患者？

骨质疏松症是一种退化性疾病，随着人类寿命延长、老龄化社会的到来，骨质疏松已成为人类重要的健康问题。1997 年李宁华等从中国五大行政区（华北、华东、中南、西南、东北）部分地区抽取男女汉族人群进行骨密度调查，调查总人数为 5602 人，男性 2541 人，女性 3061 人，男女之比为 1∶1.2。年龄范围，男性 40 ～ 93 岁，平均 63.8 岁；女性 40 ～ 97 岁，平均年龄 61.3 岁。调查结果显示中国中老年人群骨质疏松症总患病率为 12.4%，其中男性 8.5%，女性 15.7%，男女之间骨质疏松患病率差异非常显著性。骨质疏松已从 20 世纪的第 13 大疾病跃居 21 世纪的第 5 大疾病，目前全世界患骨质疏松的总人数已超过 2 亿。我国是老年人口绝对数量最多的国家，2003—2006 年一次全国大规模流行病学调查显示，50 岁以上人群以椎体和股骨颈骨密度为基础的骨质疏松症总患病率为女性 20.7%，男性 14.4%。60 岁以上人群骨质疏松症患病率明显增高，女性尤为突出。按调查估算 2006 年全国 50 岁以上人群约 6944 万人（男性 1534 万，女性 5410 万）患有骨质疏松。据北京、上海市调查，60 岁以上的人群患有骨质疏松症超过 50%，其中女性约占 80%。在过去 30 年中，亚洲已成为骨质疏松高发区，亚洲地区因骨质疏松引发的髋部骨折发病率增加了 2 ～ 3 倍；随着人口老龄化，预计到 2020 年我国骨质疏松症患者将增至 2.866 亿人，髋部骨折人数将达 163.82 万，到 2050 年骨质疏松症患者更上升至 5.333 亿。

17. 我国有多少骨量减少患者?

人体骨骼在 40 岁左右会出现骨丢失，当骨密度降低至同种族、同性别正常人骨峰值 1 ～ 2.5 个标准差之间时，就可诊断为骨量减少。1997 年 7 月到 1999 年 7 月，从我国五大行政区（华北、华东、中南、西南、东北）部分地区，采用分层多阶段整群随机抽样方法，抽取常住男女汉族人群进行骨密度调查。调查总数为 5600 人，其中男性 2541 人，女性 3059 人，调查率为 85% ～ 95%。结果显示我国五大行政区中老年骨量减少总患病率为 38.5%，其中男性为 45.8%，女性为 32.4%。骨量减少症患病率排列顺序为：①男性：西南（52.5%）＞中南（47.6%）＞东北（43.7%）＞华东（42.5%）＞华北（39.2%），地区间患病率差异有显著性；②女性：东北（36.1%）＞西南（32.9%）＞华东（31.9%）＞中南（30.7%）＞华北（29.7%），地区间患病率差异无显著性。2003 ～ 2006 年由卫生部科教司组织的全国的一次大规模流行病学调查，确定了中国人群的峰值骨密度和达峰年龄。男性在 20 ～ 30 岁骨量达峰值，而女性则在 30 ～ 40 岁达峰值。抽样调查结果显示存在低骨量的人群（骨密度 L1 ～ 4 或股骨颈部位小于等于 −1.0SD 大于 −2.5SD）50 岁以上男性为 57.6%，女性为 64.6%；20 岁以上男性为 43.4%，女性为 40.9%。按调查估算全国 2006 年在 50 岁以上人群中，约有 6944 万人患有骨质疏松症，约 21 390 万人存在低骨量（男 10 043 万，女 11 347 万）。随着人口不断老龄化，50 岁以上人群低骨量和骨质疏松症的患病率还会增加。

18. 我国患者椎体骨折的发生率有多少?

椎体压缩性骨折是骨质疏松性骨折最常见的类型之一，90% 的椎体骨折是由骨质疏松导致。一项研究证实，随着年龄增长，椎体压缩性骨折发生率会逐渐增加，男性每年增加 0.1%，女性每年增加 0.3% ~ 1.3%，椎体压缩性骨折可导致椎体变形，使相邻椎体发生骨折概率增加 5 倍，椎体压缩骨折可引起慢性疼痛，活动能力下降、肺功能减低以及随之而来的致残率和死亡率增加。长期以来椎体压缩性骨折的流行病学资料较难获得，因为大多椎体骨折患者无症状，其次进行放射摄片法普查需要巨大的人力和物力。我国北京、成都和上海三地，应用胸腰椎侧位放射性摄片形态计量法和半定量方法对 50 岁以上的妇女研究结果显示，椎体压缩性骨折总患病率 15%，呈增龄性增高，但仅 20% 的骨折患者去医院诊疗。1998 年对北京市 50 ~ 59 岁、60 ~ 69 岁、70 ~ 79 岁和 80 岁以上女性脊柱骨折患病率调查，结果显示上述年龄段女性脊柱骨折患病率分别为 4.9%、16.2%、19.0% 和 36.6%，同时，发现女性脊柱骨折患病率显著高于相同年龄段的男性，60 ~ 69 岁、70 ~ 79 岁和 80 岁以上年龄段男性脊柱骨折患病率分别为 10.0%、16.5% 和 25.0%。安珍等调查成都地区 1081 例 50 岁以上骨质疏松症患者胸腰椎 X 线正侧位片，其中 175 例发生压缩性骨折，总患病率为 16.19%，与北京地区相似。根据中老年人口年增长数计算，椎体骨折的每年新发病率约有 1 808 619 人。预计至 2020 年椎体骨折患数将高达 3675 万人。男性的椎体骨折发病率低于女性，50 ~ 54 岁和 75 ~ 79 岁人群，男性分别为每年 0.9/1000 人和 13.6/1000 人，女性分别为每年 3.6/1000 人和 29.3/1000 人。

19. 我国患者髋部骨折的发生率有多少？

髋部骨质疏松性骨折多见于老年人，且以绝经后妇女为多，随着人口老龄化加剧，老年人髋部骨折发生率也在逐年增加。髋部骨折的危害性很大，导致病残率和死亡率显著增加，在发生髋部骨折后一年内死于各种并发症者高达 20%，而存活者中约 50% 致残，生活质量显著下降。由于治疗和护理费用高昂，髋部骨折造成沉重家庭社会经济负担。北京市髋部骨折发生率研究表明，1990—1992 年北京市 50 岁以上的髋部骨折发生率在男性为 83/10 万，女性为

80/10万。而在2002—2006年对北京市50岁以上髋部骨质疏松性骨折发病率调查显示，男性为129/10万，女性229/10万。十年间髋部骨折率在男性和女性分别增加了42%和110%。2000年徐栋梁等对广州地区60岁以上骨质疏松性骨折老年人群的调查表明，各种骨折发病率为12.2%，其中髋部骨折发病率为0.4%。李宁华等通过对中国五大行政区骨质疏松及骨折流行病学调查显示，50岁以上人群总骨折患病率为26.6%，其中髋部骨折患病率为1.9%。我国目前60岁以上人群约1.3亿，60岁以上汉族人群骨质疏松患病率为12.5%，髋部骨折发生率为16%～20%，其中年发病率达180万～200万。预计到2020年髋部骨折发病率男性和女性分别将达到233/10万和465/10万；50岁以上髋部骨折总的发病率为349/10万，2050年为1035/10万。按目前推断的50岁以上人口数，2020年和2050年分别为4.69亿和5.71亿，至2020年和2050年髋部骨折人数为163.8万和590.8万。即使骨质疏松髋部骨折发病率基本不变，2020年和2050年出现的髋部骨折患者也将达到91.9万和111.9万。

20. 男性一生中患骨质疏松症的概率有多高？

骨质疏松症是老年人群较为常见的一种疾病，虽然男性少于女性，但髋部骨折的高发病率和死亡率及其对生活质量的影响，高度提示骨质疏松也是一种老年男性疾病，必须获得与女性患者相同的重视和规范治疗。男性骨质疏松的患病率较少有资料报道，美国进行的一项大样本人群股骨近端骨密度的测定结果显示，大于50岁的男性有3%～6%患有骨质疏松，28%～47%可确诊为骨量减少。Julie等的研究显示，男性发生骨质疏松的平均年龄是62.9岁，男性骨质疏松总患病率为9.1%，在40～49岁年龄组没有骨质疏松病例，在50～59岁组患病率为3.8%，60～69岁骨质疏松患病率则为10.5%，而年龄超过70岁骨质疏松患病率高达15.9%。我国一项调查显示上海地区60岁以上男性骨质疏松患病率为13.9%，北京地区13.4%～23.8%，并且患病率随年龄增长而增高，60岁、70岁、80岁各组男性骨质疏松症的发生率分别为14.3%、20.9%、31.9%。虽然男性患病率低于女性，骨质疏松性骨折的发病率也低于女性，但男性髋部骨折死亡率却高于女性。老年男性髋部骨折后 6 个月内平均死亡率达 14%，75 岁以后死亡率高达 20%，另外有 50% 严重残疾。而妇女髋部骨折的平均死亡率为 5%。

性腺功能减退，正在接受或曾经接受过糖皮质激素治疗，某些胃肠疾病，维生素 D 缺乏，应用抗癫痫药物治疗，高尿钙症以及酗酒等是引起男性骨质疏松症最常见的原因。

21. 女性一生中患骨质疏松症的概率有多高？

有调查显示女性骨质疏松的发生率是男性的 6 ~ 10 倍，尤其多见于绝经后妇女。Julie 等研究显示，女性发生骨质疏松的平均年龄是 59.8 岁，也就是在绝经期以后的 15.8 年。女性骨质疏松总的患病率为 11.3%，年龄在 40 ~ 49 岁的骨质疏松患病率为 0.4%，50 ~ 59 岁的患病率为 4.3%，在 60 ~ 69 岁的骨质疏松患病率为 12.4%，而超过 70 岁的女性骨质疏松患病率高达 31.6%。我国王建华等研究发现，女性从 41 岁以后骨量丢失，41 ~ 50 岁丢失率为 3.9%，从 51 岁开始快速丢失，51 ~ 60 岁丢失率为 15.0%，61 ~ 70 岁丢失率 26.1%，平均每十年丢失 11.1%，71 岁后骨丢失速度变缓。绝经期后骨量加速丢失的规律在国内外报道一致。女性骨质疏松高发期在绝经后，主要由于绝经后体内雌激素迅速下降，骨丢失显著增加，导致骨小梁变细，变薄，乃至断裂。高龄为公认的骨质疏松危险因素，50 岁以后骨量丢失速度呈进行性加快，老年妇女的绝经年限越长，骨质疏松发生率越高，此外妊娠需满足自身及胎儿的钙需求量，摄入不足将影响自身骨钙代谢，哺乳期母体钙源丢失加大，催乳素增加及雌二醇减少，直接影响骨钙代谢，对于妊娠期及哺乳期妇女应注意加强钙质的补充。

22. 50 岁以上男性发生骨折的概率有多高？

男性骨质疏松性骨折的发病率低于女性，50 岁以上男性发生骨折主要是由骨质疏松引起，其中最常见的是髋部、椎体和前臂骨折。随着人均寿命的延长，男性骨质疏松性骨折的发生率有显著增高的趋势。流行病学调查显示男性骨质疏松性骨折的发生率随年龄增加而增加，60 岁以上男性骨折发生率为 25.6%，20% ～ 30% 的髋部骨折和 20% 的椎体骨折发生于男性。欧洲一项对 50 ～ 70 岁人群研究发现，男性骨质疏松性骨折的患病率为 20%。人口调查显示我国老年男女比例相当，北京和沈阳两大城市女性髋骨折发生率分别为 88/10 万和 67.2/10 万，男性髋部骨折发生率为 97/10 万和 80.8/10 万，可见男女骨质疏松性骨折发生率接近。我国上海 60 岁以上男性骨质疏松发生率为 13.9%，北京为 13.4% ～ 26.6%，有症状的骨质疏松性椎体骨折发生率男性为女性的 50%。男性骨质疏松性骨折的危险性也只有女性的 1/5，男性一生中髋部骨折的危险性为 13% ～ 25%，50 岁时男性髋部骨折的风险为 13%，而到 80 岁时则为 20%。骨密度 T 值每降低一个标准差，各种骨折危险性增加一倍。2000 年全球估计有 42.4 万例髋部骨折发生在男性，流行病学专家预计，到 2025 年，男性髋部骨折将达到 80 万例。有研究评估了髋部骨折后 1 年的致死率，男性髋部骨折的死亡率较女性高 1.6 ～ 2.0 倍，女性为 20%，男性为 30%，50% 以上存活者终身致残；并且椎体骨折后 5 年内死亡率男性也明显高于女性。

23. 绝经后女性发生骨折的概率有多高？

现在绝经后妇女骨质疏松已成为一种常见疾病，50 岁以上女性发生骨折的风险超过 40%。其中女性发生髋部骨折的风险远大于乳腺癌和卵巢癌的风险。绝经后妇女的骨质疏松随着寿命的延长而变得越来越常见，骨质疏松性骨折所带来的家庭和社会经济负担也已成为一个重要的公共健康问题。美国据估计每年有 200 万人发生骨质疏松性骨折。欧洲年龄在 50 岁以上的妇女超过 30% 患有骨质疏松，且其中髋部骨折发生率为 14%、椎体骨折发生率为 11%、前臂远端骨折发生率为 13%。2000 年欧洲大约有 379 万人发生骨质疏松性骨折。髋部骨折和椎体骨折是最严重的骨折类型。髋部骨折常需要住院和手术治疗，老年人因不能耐受手术和长期卧床导致多种且严重并发症，甚至导致死亡。随着年龄的增加，骨质疏松性骨折的发生率明显增高，绝经后妇女在 60 岁时发生骨折的危险性较 50 岁时增加近一倍。骨折的危险性还随绝经年限的延长而呈明显增高趋势，绝经后15年发生骨折的危险性增高近2倍，而绝经20年以上的老年妇女，骨折危险性增加近3倍。因此，对于年龄较大、骨密度较低的绝经后妇女应作为骨折的高危人群进行重点预防。

（陈　林　夏维波）

第二部分　了解骨质疏松症的危害

1. 骨质疏松症会引起疼痛吗？

　　骨质疏松症患者并非像我们在电视里和报纸上看到的，或在广播里听到的，所有人都会有腰酸背痛，多数骨质疏松症患者可能会出现全身骨骼疼痛的症状，明显的骨质疏松疼痛通常发生在疾病的中后期。

　　骨质疏松又被称为"静悄悄的流行病"，原因是绝大多数骨质疏松症患者早期无明显不适症状，直到疾病的中后期，由于骨骼病变不断加重，骨骼微细结构破坏的不断叠加才会出现疼痛。而且骨质疏松的病情轻重与骨质疏松疼痛无直接关联，有约 20% 的骨质疏松症患者因为骨折后经 X 线或骨密度检查时才发现已患了骨质疏松症，有约 10% 的骨质疏松症患者甚至终身无骨骼疼痛的临床表现。

　　骨质疏松症因为早期症状不明显常常被人忽视。不少老年人出现骨痛的症状时，往往误认为自己得了骨质增生、椎间盘突出、颈椎病、腰肌劳损和骨性关节炎等，有时候医生也会误诊、漏诊，很少有人会想到是骨质疏松引起的。所以，当患者出现骨痛、活动受限，甚至骨折发生时，骨质疏松病情已发展到中晚期，此时患者的骨量丢失可能已超过人体总量的三分之一，甚至一半以上。

　　骨质疏松是由于患者体内分泌代谢异常、骨骼的密度降低、骨微细结构受损、骨生物力学性能下降、骨质量异常所导致的全身性骨病。它的发生与激素调控（主要为雌激素、甲状旁腺激素、降钙素和活性维生素 D 等）、营养状态（钙、磷、蛋白质和脂肪等摄取）、物理因素（运动、日光照射等）、免疫功能和遗传等因素的变化密切相关。其疼痛的主要原因可归纳为以下几点。

　　（1）破骨细胞溶骨所致，以夜间疼痛为主要表现。

（2）机械应力造成的微骨折，以劳累后疼痛为主要表现。

（3）骨质疏松性骨折所致骨骼畸形，引起肌肉韧带受力异常。

（4）严重的骨量丢失，长期卧床、制动所致。

2. 骨质疏松症性疼痛的特点是什么?

骨质疏松性疼痛最显著的特点是夜间腰背及四肢疼痛，疼痛的同时可能伴有肌肉的痉挛，午后全身疼痛和乏力在骨质疏松症患者中也较为常见。骨质疏松症疼痛主要表现在腰背部和腰骶部或骨干区域，以腰背痛多见，占疼痛患者中 70% ~ 80%。骨质疏松腰背疼痛通常沿脊柱向两侧扩散，仰卧或坐位时疼痛减轻，直立时后伸或久立、久坐时疼痛加剧，与负重的时间和程度及气候、温度变化亦相关。通常日间疼痛轻，夜间和清晨醒来时加重，弯腰、肌肉运动、劳累、咳嗽、大便用力时加重。天气变化，尤其是秋冬季节时骨质疏松疼痛发作的频率明显升高。老年骨质疏松症时，椎体骨小梁变细，数量减少，椎体压缩变形，脊柱前屈，腰肌为了纠正脊柱前屈，加倍收缩，肌肉疲劳甚至痉挛，产生疼痛。新近胸腰椎压缩性骨折，亦可产生急性疼痛，相应部位的脊柱棘突可有强烈压痛及叩击痛，并且可出现前胸、两肋、腹部及腹股沟的放射痛，一般 2 ~ 3 周后可逐渐减轻，部分患者可呈现慢性腰痛。若压迫相应的脊神经可产生四肢放射痛、双下肢感觉运动障碍、肋间神经痛、胸骨后疼痛类似心绞痛，也可出现类似急腹症的上腹痛。若压迫脊髓、马尾还会影响膀胱、直肠功能。骨质疏松疼痛时无关节红肿、积液，四肢关节主动和被动活动均正常。

临床上可能出现腰背、胸肋、四肢等骨痛的疾病较多，因此要注意与以下疾病进行鉴别。

（1）骨性关节炎：是由于可运动关节的软骨变性、破坏而导致的关节软骨、软骨下骨、滑膜、关节囊等关节组成成分的一系列损害。骨性关节炎的疼痛表现为关节开始活动时明显，随着活动的继续，疼痛可逐渐好转、消失。病情加重后会出现关节红肿、关节积液，甚至关节变形，疼痛程度不断加重，关节活动逐渐受限，主动活动和被动活动均有明显疼痛。骨性关节炎的疼痛情况与关节负重运动、气候、温度变化关系密切。

（2）腰肌劳损：有明确的扭伤或体力劳动病史，多发生在健康的中青年人群。经过适当时间的物理治疗或休息，疼痛可完全消失。

（3）多发性骨髓瘤：约 6% 的患者以疼痛为主要的首发症状，起初疼痛间歇、游走，类似风湿痛，逐渐加重，变为持续、广泛的钝痛或剧痛。最常见的部位是脊柱腰段，其次是胸廓和肢体。患者常有消瘦、贫血、血沉增快。尿本周蛋白阳性，骨髓有异常的瘤细胞。

（4）转移性骨肿瘤：疼痛常固定在肿瘤累及的骨骼部位，呈进行性加重。由于肿瘤对骨骼的破坏或向椎管内侵袭，可出现下肢瘫痪。患者有原发肿瘤病史。

骨质疏松不同阶段疼痛的表现各不相同，有些患者可能从未感受疼痛。骨质疏松的病变程度与患者感觉到的疼痛程度往往是不一致的。许多患者骨骼 X 线片或骨密度检测提示骨质疏松症非常严重，但患者感受或主诉的疼痛并不明显。反之，有些患者骨骼的改变并不严重，但临床表现的疼痛却非常明显。造成这种差异的原因可能除老年人疼痛敏感性下降外，与患者的年龄、性别、身体状态、劳动强度、个体对疼痛的耐受程度和是否并发其他疾病等因素亦有关。

值得注意的是，骨质疏松性疼痛可能因为治疗不当而加重，关键在于临床医师对患者个性化的病情判断和有的放矢的治疗。如骨质疏松症患者因为疼痛来诊，常规治疗首选降钙素干预，此时应明确血钙水平，足量补充钙和维生素 D，从而确保降钙素缓解疼痛的疗效。同样是骨质疏松治疗，双膦酸盐是目前应用最多的首选治疗方法。但有些患者在双膦酸盐的应用中可能会出现一过性骨关节痛，这可能提示双膦酸盐治疗有效。所以疼痛在骨质疏松症的发生、发展、诊断、治疗及预后的各个阶段表现可能不一，不能片面的定论病变的轻重与疼痛有必然的关系。

3. 骨质疏松症对患者的活动能力有何影响？

骨质疏松症以疼痛、活动能力下降及骨折为主要临床表现。活动能力降低的主要原因是老年骨质疏松症患者肌肉功能的退化，肌力下降。其中夜间和气温较低时发生的下肢肌肉痉挛（腿抽筋）是骨质疏松症非常常见的症状和体征，女性多于男性。造成肌肉痉挛的原因是骨质疏松时钙磷代谢异常，使神经肌肉应激性增加。肌肉抽筋常见于夜间和日常超常活动后，导致肌肉疲劳，肌痉挛，从而产生肌肉及肌膜性腰背疼痛。骨质疏松症患者活动能力下降也可因疼痛所致，尤其是患者在活动后或劳累后由于骨骼内的微小骨折发生而疼痛加重，使得患者畏惧活动，活动减少导致肌肉萎缩，平衡功能下降，跌倒概率增加。

影响骨质疏松症患者活动能力最常见的原因是骨折，骨质疏松性骨折既可引起疼痛影响活动功能，又可因为骨骼变形影响肌肉正常活动而导致功能受限。常见的腕部骨折、椎体骨折和髋部骨折所致的活动能力受限各不相同。

桡骨远端骨折是绝经后骨质疏松症患者常见的骨折类型，急性期腕关节活动功能显著丧失，即使后期骨折愈合后遗留功能障碍也较多，患者后期的日常生活将受到明显影响。

椎体骨折通常会引起胸背部和腰骶部的慢性疼痛，使得患者的翻身和起床明显不便并伴有剧烈疼痛。椎体骨折的患者常常有急性或慢性的腰背部疼痛，也有肋间痛，有些患者还有沿坐骨神经分布的疼痛，急性骨折患者活动受限，出现强迫体位，身长缩短可达 3～4cm，造成驼背，驼背程度越严重，腰背疼痛越明显。多发性骨质疏松椎体骨折后出现的胸壁痛和驼背畸形可影响心肺的正常生理功能。脊椎后弯，胸廓畸形，可使肺活量和最大换气量显著减少，肺气肿发生率可高达 40%。老年人多数有不同程度肺气肿，肺功能随着增龄而下降，若再伴有骨质疏松症所致胸廓畸形，往往出现胸闷、气短、呼吸困难等症状。

骨质疏松性骨折中危害最大的是髋部骨折，骨折后患者卧床至少 3 个月以上，髋部骨折使老年人长期处于病态和死亡的威胁之中。研究发现髋部骨折后 1 年内有近三分之一（女性约 25%，男性约 32%）的患者因全身并发症（如肺炎、泌尿系感染、静脉栓塞、褥疮等）而死亡，50% 的患者将永久面临病残或生活无法自理。

4. 骨质疏松症对患者心理会有不利影响吗？

骨质疏松系全身性骨骼疾病，直接影响患者的日常活动功能，绝大多数患者不同程度地存在着心理负面影响。骨质疏松症患者日常的心理变化主要表现在轻视和畏惧两个方面：一部分骨质疏松症患者简单错误地认为，骨质疏松是人体老化的正常表现，治不治无所谓，人老了就这么回事；另一部分患者由于已发生了一次或多次的骨质疏松性骨折，且骨质疏松治疗过程漫长，临床疗效不满意而产生了明显的心理阴影——畏惧。由于不同的心理影响，导致的结果也各有不同，有些患者因轻视而放弃治疗，更多的人表现为对长期治疗有效性的质疑。

骨质疏松引起的骨痛可发生于坐位、立位、卧位或翻身时，症状时轻时重，有时会白天黑夜缠绕不休，严重时影响老年人的日常生活、饮食和睡眠，使患者生活无规律，茶饭不思，异常痛苦。骨质疏松导致的弯腰驼背，椎体变形，身材变矮，失去了往日亭亭玉立和高大挺拔的风采，使得患者的自尊心受到很大的打击，不愿参加社交和朋友聚会，渐渐变得忧郁，郁郁寡欢。

一旦出现骨质疏松性骨折，特别是髋部骨折，对患者会产生更大的心理影响，骨折后造成疼痛加重，生活不能自理，需要依赖他人，并发症及住院、手术，高额的医疗费等，都会给患者带来巨大的心理负担。研究证实，绝经后的骨质疏松症患者多存在以上各方面的情况。患者面对不能走动、将来可能发生骨折和疼痛，以及髋部骨折可能出现危害大的并发症，活动受限，社会功能降低，经常依赖他人，自我抑郁加深，自尊心降低，焦虑增多，再加上衰弱、丧失独立性和面临死亡的危险等，其恐惧心理大大加剧。她们渴望减缓病情，保持生活的独立性和活动能力，同时渴望拥有健康的外表、强健的骨骼和内心的平静。

骨质疏松治疗是长期的，医患沟通十分重要。因为骨质疏松治疗的有效性通常要在治疗后的半年，甚至一年才会有骨密度的变化。所以重视骨质疏松症患者的心理变化及心理疏导是骨质疏松长期有效干预的重要保证。

5. 骨质疏松症比弯腰驼背更可怕的最严重的后果是什么?

老年人的弯腰驼背是因为骨骼及椎间盘的老年性病变(老化)所致,这种病变发展较慢,对体内脏器的功能影响较小,人体通常不会察觉。

而骨质疏松是一种全身性的代谢性骨骼疾病,矿物质的丢失和骨基质的破坏可导致频繁的骨折发生,尤其是胸腰椎的压缩性骨折。因为椎体骨折所引起的驼背畸形明显不同于正常老年性驼背,由于骨质疏松的多发性椎体骨折可出现疼痛、弯腰驼背,日常生活中许多自理能力下降,尤其是长时间的站立、弯腰、乘坐车辆或穿裤子、袜子等活动无法完成,生活质量急剧下降。驼背使背部软组织形成弓形隆起,导致肺活量减小,消化功能减退,腹胀和食管裂孔疝等。驼背是一种病理性进行性加重的脊柱畸形,后期胸壁的疼痛及胸腔体积变化可以导致心肺功能不全,治疗十分棘手。由于椎体骨折引起的驼背造成胸腔体积变小,心肺及纵隔位置下移,直接影响腹腔、盆腔体积,而腹腔、盆腔脏器受压所致的胃肠、膀胱等脏器功能异常可表现为腹胀、腹痛、便秘及尿频尿急等症状。

骨质疏松症更严重的后果不在驼背,而是全身多部位的骨折,这些骨折不仅显著影响患者的日常生活功能及心理活动,更严重的后果是可能影响患者的生命。有研究报道椎体骨折后未去医院就诊的患者死亡率甚高,尤其在主要椎体骨折的患者人群中。一项年龄调整后的研究显示,椎体骨折后死亡相对风险达 8.64(4.45 ~ 16.74)。有过一次椎体骨折患者在骨折后的第一年再次发生骨折的风险为 20%,随后的 10 年骨折发生风险超过 85%。研究表明,髋部骨折是骨质疏松性骨折中最严重的类型,骨折后的死亡率高居骨质疏松症患者榜首,骨折后短期死亡率最高,绝经后妇女骨质疏松髋部骨折的死亡风险与乳腺癌的死亡风险等同,是 50 岁女性死亡风险最高的疾病之一。骨质疏松性骨折是骨质疏松症最严重的后果,尤其是椎体骨折和髋部骨折,它不仅引起患者疼痛,生活质量下降,致残,还使得死亡危险性增加,它们导致的全因死亡风险比普通人高 6 ~ 9 倍。

6. 髋部骨折的好发年龄是多大？

骨质疏松最严重的后果是骨折，尤其是髋部骨折。其实老年后的各个年龄段均可能发生髋部脆性骨折，通常 60 岁以后髋部骨折的发生率会因骨质疏松而显著增加。髋部骨折的类型包括：股骨颈骨折、股骨转子间骨折、股骨近端骨折（股骨粗隆下骨折）、股骨头骨折和髋臼骨折等，其中以股骨颈骨折和转子间骨折较为常见。就女性而言，70 岁以下患者发生股骨颈骨折的比例相对较高，70 岁以后，发生转子间骨折或股骨近端骨折（股骨粗隆下骨折）的患者比例相对较高。而男性，75 岁通常是一个分水岭，75 岁以下患者发生股骨颈骨折的比例相对较高，75 岁以后，发生转子间骨折或股骨近端骨折（股骨粗隆下骨折）的患者比例相对较高。

髋部骨折是致死率最高的骨质疏松性骨折，但目前并未引起我国医师和患者的足够重视。研究表明，老年女性髋部骨折发生率明显高于老年男性，老年女性髋部骨折后，一年内的死亡率可达 25% ~ 30%，而男性虽然髋部骨折发生率低于老年女性，但髋部骨折发生后一年内的死亡率高于女性，可达 32% 以上。60% 左右的髋部骨折患者会遗留不同程度的日常生活功能障碍，严重影响日后老年人的自主活动能力和生活质量。

髋部骨折是骨质疏松最严重的并发症，绝大多数人认为，髋部骨折发生的主要原因是骨密度下降，大量循证医学调查发现，老年人骨质疏松髋部骨折发生的最重要诱因是跌倒，所以，针对老年人的骨质疏松髋部骨折预防，不仅要强调骨质疏松的治疗，骨密度的改善，更重要的是跌倒的预防。

7. 骨质疏松症患者骨折后再骨折的风险会不会增加？

骨质疏松是一种以骨密度下降，骨骼微细结构破坏，使得骨骼脆性增加，容易发生骨折的一种全身性骨骼疾病，其特点是容易骨折，若不及时有效的治疗，骨折会反复发生。

无论什么人种，什么民族，男人还是女人，骨矿物质的丢失与新骨形成从一出生就开始，并贯穿人的一生。随着年龄增加，骨矿物质丢失速度变得越来越快逐渐超过新骨形成，导致骨骼在老年后渐渐被吞噬，骨密度逐渐减少，骨折发生的风险不断增加。新近研究认为，骨质疏松症的骨生物力学表现为骨强度减弱易发生骨折。对这些因素的认识是预防和治疗骨质疏松的关键。因为在现实生活中有很多骨密度低的人没有发生骨折，而有一半以上发生骨折的人并没有骨质疏松。在绝经后早期和老年人骨量丢失影响了骨结构的稳定性，降低了骨骼对压力的承受力和对变形的抗力。这包括横行骨小梁的减少。由于横行骨小梁的丢失，脊柱对变形的抗力降低，更易发生骨折。其他影响骨强度和脆性的因素还包括疲劳微损伤、过度矿化、骨吸收陷窝数量增多和填充不足。

骨质疏松性骨折的风险可通过骨密度测量、骨转换指标反映，是否已有骨折发生，以及一些已有疾病和应用的药物等多因素进行评估。其中双能 X 线骨密度测量和骨转换指标测定对骨折风险评估的预见性较高。有学者研究了髋部骨密度扫描结果与骨折的关系，结果显示股骨颈的大小是决定股骨颈强度的关键。股骨颈越大，其分散负荷压力和张力的面积越大，从而使骨骼的抗变形力增加。股骨颈在人的一生中始终在逐渐增大，部分原因是为了适应骨内膜表面的骨丢失。与对照组相比，有髋部骨折的女性，其股骨颈较大，但股骨颈的皮质骨较薄，这使得股骨颈更易折断。相反，在男性髋部骨折的患者其股骨颈较小。与对照组相比存在骨膜损伤和皮质骨更薄，这提示男性和女性股骨脆性骨折的机制不同。与女性不同的是，男性随年龄增加出现影响股骨颈生长的因素可能是导致骨折的主要原因。

在已有骨折中，椎体骨折的发生是预测再次骨折的重要指标。然而椎体轻微骨折是否能预测未来脊柱和其他部位的骨折呢？有研究显示椎体骨折的严重性可以预测三年的椎体和非椎体骨折危险。严重椎体骨折（Ⅲ度）患者的椎体再骨折危险为 38%，非椎体骨折危险 14%；Ⅱ度椎体骨折的患者，椎体和非椎体骨折危险分别为 24% 和 8%；Ⅰ度椎体骨折的患者，其椎体和非椎体骨折的危险性为 4% 和 6%。尽管综合评价椎体骨折数目和腰椎骨密度值可以预测椎体骨折危险，但骨折变形严重程度是预测非椎体骨折危险最可靠的指标。Ⅲ度椎体骨折的妇女，骨折危险性最大。上述研究显示：椎体骨折是再骨折的重要预测因素。

8. 骨质疏松性骨折会引起哪些常见并发症？

骨质疏松之所以成为当今社会最具危害性的疾病之一，就在于疾病的高患病率及其严重后果——骨质疏松性骨折。骨折是骨质疏松症不断发展、日益加重的最终结果。骨质疏松性骨折的特点是高致残率和高死亡率。而高死亡率和高致残率均源于骨质疏松性骨折后的各种后遗症和并发症，主要包括骨折引起的骨骼系统本身的病变，以及全身脏器继发性病变。

骨质疏松性骨折引起的骨骼系统病变包括骨折愈合迟缓、不愈合或畸形愈合。常见的腕部骨折畸形愈合对日后生活功能影响较大，脊柱骨折最多见的后遗症是驼背畸形以及胸廓疼痛，患者多椎体骨折会引起身高缩短，腰背痛及活动受限日渐加重，造成下肢活动受限，日常生活无法自理。骨质疏松髋部骨折愈合时间长，功能恢复慢，最棘手的后遗症是股骨颈骨折后的股骨头坏死，其通常发生在股骨颈骨折后 2 年左右，迄今尚无有效的治疗可以修复坏死的骨骼。当患者股骨头坏死严重时，可能须接受人工关节置换。

欧美国家大样本流行病学调查发现，椎体骨折后未就诊患者因各种并发症而死亡的发生率甚高。一项年龄调整后的研究显示，椎体骨折后死亡相对风险达 8.64。有过一次椎体骨折患者在骨折后的第一年再次发生骨折的风险为 20%，随后 10 年骨折的发生风险超过 85%。研究表明，髋部骨折是骨质疏松性骨折中最严重的类型，骨折后死亡率高居骨质疏松症患者榜首，骨折后短期死亡率最高，绝经后妇女骨质疏松髋部骨折的死亡风险与乳腺癌的死亡风险等同，是 50 岁女性死亡风险最高的疾病之一。骨质疏松性骨折，尤其是椎体骨折和髋部骨折，它不仅导致患者疼痛，生活质量下降，致残，还可使得死亡的危险性增加，它们导致的全因死亡风险比普通人高 6～9 倍。骨质疏松性骨折的高死亡率源于骨质疏松性骨折后的各种并发症，骨质疏松性骨折最严重的并发症来自于骨折后老年人的全身各系统变化，其中在心血管系统、呼吸系统、免疫系统、泌尿系统、消化系统等重要脏器的继发性病变，是骨质疏松骨折高死亡率的主要诱因。

9. 骨质疏松症会缩短患者寿命吗？为什么？

骨质疏松症本身不会直接影响人体的寿命，但由于骨骼病变，尤其是骨质疏松性骨折的后遗症及其导致的全身各脏器的继发性病变会显著缩短患者的寿命。研究表明，骨质疏松及其骨折患者的生活质量低下，寿命显著缩短。

伴随人类的老龄化，体内各系统和脏器均会出现不同程度的功能下降，骨质疏松症直接伤害的是骨骼系统本身，造成脊柱及四肢骨骼、关节和肌肉的病变，这些病变对人体的影响主要表现在运动系统的功能受限，轻者活动不便，严重者则必须卧床，生活无法自理。老年患者由于运动明显减少，机体各系统功能的衰退进一步加速，间接影响患者的生存质量和生存时间。

值得强调的是，骨质疏松是一种骨折风险不断增加的全身性骨骼病变，未发生骨折时甚至可以没有明显不适表现，不易引起患者重视。而骨质疏松目前尚未有根治的方法，所以诊断不清，治疗困难，是绝大多数骨质疏松症患者治疗依从性差的重要原因。而骨质疏松发展到一定程度出现骨折时再进行干预就十分困难了。骨质疏松性骨折所诱发的全身各系统的并发症可明显缩短患者的寿命，在现代化发达国家的人群调查中发现，因骨质疏松症，尤其是骨质疏松性骨折所导致的寿命缩短十分明显。所以在人口老龄化的国家，要有目的的进行老年人骨质疏松普查，做到骨质疏松的早期诊断和及时治疗，尤其是骨质疏松性骨折的预防，这些措施对于提高老年人生活质量，延长老年人的寿命十分重要。

10. 骨质疏松症对家庭生活有哪些影响？

骨质疏松对家庭生活的影响是多方面的，主要表现在对患者自身的影响和患者对家庭的影响。

　　骨质疏松症患者在早期，由于没有明显的临床症状，所以家庭生活通常不会受到明显影响。但随着骨骼病变的逐渐加重，患者的日常家庭生活，尤其是日常活动能力逐步减退。骨质疏松症状明显时患者的行走、站坐或翻身起床等身体姿势改变时疼痛明显加剧。由于骨质疏松病变早期以腰背部椎体受累为主，患者平时会出现广泛的腰背疼痛，生活中的弯腰、提物功能受限。患者在骨质疏松性骨折后家庭生活受到的影响最大。腕部骨质疏松性骨折发生后，骨折患肢几乎丧失生活功能，即使在骨折愈合后患肢的生活功能也会受到很大影响。而骨质疏松椎体骨折发生后，患者的头颈及腰背活动范围大大缩小。髋部骨折发生后，有近20%的患者在一年内去世，而超过一半以上的患者日后的生活功能均会受到显著影响。

　　骨质疏松症患者不仅自身的生活明显受到影响，更严重的是患者家庭受到的影响，绝大多数老年骨质疏松症患者在疾病中期就会出现明显的全身骨骼疼痛，家庭生活无法自理，行走活动需要扶拐，日常生活起居需要他人照料。更令人难以承受的是，在骨质疏松性骨折发生后，患者不仅要卧床，全天需要专人照顾，使得整个家庭陷入一种混乱而不知所措的状态，严重影响骨质疏松症患者本人及其全家的家庭生活。这种影响似乎是表面上的，但是在我国目前的环境下，老年人群健康及养老矛盾十分突出，而骨质疏松并未被大家重视，所以，骨质疏松正确的诊断和及时的治疗若无法有效的实施，给家庭和社会带来的影响都是非常严重的。

11. 骨质疏松症对老年人的社会活动有没有影响？

　　骨质疏松症的根本原因在于全身骨骼的病变，对老年人而言，骨质疏松最严重的危害来自于疾病对骨骼运动系统的伤害。这种骨骼病变不仅仅局限于骨骼本身，它还会累及肌肉、关节及全身主要脏器。由于骨质疏松是一种无声无息、逐渐发展、不断加重的疾病，骨质疏松症患者在疾病早期，其日常社会活动不会受到明显的影响，有些患者甚至是在骨折发生后才发现自己患有骨质疏松。但大多数骨质疏松症患者在疾病的中期会出现骨骼疼痛，日常生活，尤其是社会活动会受到影响。通常骨质疏松症患者的社会活动能力是随着病情变化而表现不同的，若能早期诊断及时治疗，骨质疏松症患者的社会活动能力一般可保持较好的状态。但由于骨质疏松是一种慢性疾病，且病情的加重并不直接有对应的临床表现，所以骨质疏松症患者治疗的依从性不高，其结果是许多患者因为没有正规治疗或治疗疗程不足，骨质疏松病变未能得到纠正，患者后期因为骨骼病变加重、骨痛及骨折带来的心理阴影，会导致患者明显丧失社会活动能力，尤其是骨质疏松性骨折后的一而再再而三的重复发生骨折，患者最终将完全失去活动能力。

值得一提的是，骨质疏松症患者在骨骼病变的同时，通常伴有不同程度的肌肉力量减退和肌肉质量下降，无形中影响了患者的日常生活和社会活动。大样本的流行病学研究表明，老年骨质疏松性骨折绝大多数患者是因为日常活动中的跌倒而诱发的。所以，就骨质疏松症患者而言，社会活动的适当把控十分重要，生活中完成一些力所能及的活动即可，以免造成不必要的意外伤害。

（林　华）

第三部分　识别骨质疏松症的危险因素

1. 骨质疏松症有哪些不能改变的危险因素?

骨质疏松症的危险因素中有一些是无法人为去改变和干预的，例如以下几点。

(1) 种族：白种人最易患骨质疏松症，黄种人次之，黑种人易感性相对较低。

(2) 老龄：骨质疏松症是与衰老有关的退行性疾病，人的骨量随年龄发生规律性的变化，儿童、青少年时期，骨骼处于生长发育期，此时骨形成大于骨吸收，骨量迅速增长，到 25 ～ 30 岁骨量达到一生中的最高值，称为骨峰值。进入老年期，尤其是女性绝经后，骨吸收大于骨形成，骨转换加速，骨丢失加剧，老年男性由于性腺功能衰退晚于女性，因此骨量丢失较女性缓慢，发生骨质疏松症也较女性晚。

(3) 女性绝经：是女性所特有的生理现象，是女性性腺衰退的标志，由于雌激素水平的急剧下降，导致破骨细胞活性增强，骨转换加快，骨吸收显著超过骨形成，骨量快速丢失。

(4) 母系家族史：有研究表明，遗传因素对骨质疏松的发生有明显的影响，家系调查显示骨峰值受遗传控制，家族史是预测骨峰值的独立因素。有腰椎和髋部骨折史的绝经后患者的女儿与无此家族史的女性相比，腰椎、股骨颈的骨密度更低。骨质疏松家族史使骨质疏松性骨折的总体危险性增加 2 倍，腕部骨折家族史使女性一级亲属腕部骨折危险性增加 4 倍。孪生子研究显示，60% ～ 85% 的骨量、70% ～ 85% 的骨骼形态、50% ～ 75% 的骨代谢和 25% ～ 35% 的骨折与遗传因素有关，有髋部骨折家族史的女性与无此家族史者相比，其发生骨折的风险增加 3.7 倍。

2. 为什么母系骨折家族史是骨质疏松症的危险因素？

对家系和孪生子的研究表明，遗传因素在骨质疏松及其所致骨折的发病中起重要作用。美国学者 Cummings 的研究表明，有母系髋部骨折家族史的女性，其髋部骨折发生概率是无此家族史者至少 2 倍，而母系的其他类型骨折史并不增加髋部骨折发生风险，这种遗传风险的预测是独立于骨量、身高和体重等因素的，且除骨密度以外的股骨近端遗传特征（如股骨颈的轴长等）或导致骨折的跌倒易感性，均可解释这种家族遗传倾向。Henderson 等对 69 个家系1169 例的调查结果显示，45% 的家族存在骨质疏松的遗传倾向，母女间的相关性为 33%，姐妹间的相关性为 19%，但与个体的发病年龄和骨质疏松的严重程度并不相关。另有研究表明有骨质疏松家族史的绝经前女性骨密度明显低于无此家族史者。Jouanny 等研究显示单亲低骨密度的子女发生低骨密度的风险比正常组高 4 倍，而双亲低骨密度的子女出现低骨密度的风险则比正常组高 9 倍，这说明母系家族史是骨质疏松的危险因素，且双亲的家族史均为骨质疏松危险因素。

3. 骨质疏松症有哪些可以改变的危险因素？

导致骨质疏松症的危险因素中，有相当部分是可以改变和预防的。概括起来有以下几方面。

(1) 不良的生活方式：蛋白质、钙和维生素 D 摄入不足，在生长发育期可影响整体的健康状况和理想峰值骨量的获得，成年期和绝经后可加速骨丢失，增加骨折的风险；吸烟、过度饮酒、饮用过多的咖啡和摄入过多钠盐均可导致骨丢失，增加骨质疏松的风险。

(2) 某些影响骨代谢的疾病：主要有以下几类。

1) 内分泌代谢疾病：中心性肥胖、库欣综合征、糖尿病（1，2型）、甲亢和甲状旁腺功能亢进症。

2) 遗传性疾病：囊性纤维化、糖原累积症、成骨不全、戈谢病和血色病等。

3) 低性腺功能状态：早绝经、雄激素不敏感、神经性厌食、运动性闭经、高泌乳素血症、全垂体功能低下等。

4）胃肠疾病：炎性肠病、原发性胆汁性肝硬化、胃肠手术、减重手术、小肠吸收不良综合征、胰腺疾病。

5）血液系统疾病：多发性骨髓瘤、血友病、淋巴瘤和白血病、地中海贫血、镰刀细胞病、系统性肥大细胞增多症。

6）风湿和自身免疫性疾病：类风湿性关节炎、系统性红斑狼疮、强直性脊柱炎等。

7）神经、骨骼、肌肉危险因素：癫痫、多发性硬化、帕金森病、脊髓损伤、肌营养不良。

8）应用一些影响骨代谢的药物：糖皮质激素、抗凝药（如肝素）、抗惊厥药、芳香化酶抑制剂、质子泵抑制剂、化疗药、噻唑烷二酮类药物。

4. 严重消瘦为什么会引起骨质疏松？

(1)严重消瘦对骨骼健康有重要影响，消瘦的诊断标准世界各国略有不同，通常体重指数低于 19（BMI $< 19 kg/m^2$）为低体重。引起消瘦的原因很复杂，大致有如下几类。

1）长期的营养不良：饮食中缺乏能量、蛋白质和其他营养素。

2）疾病导致营养物质的消化、吸收和利用障碍：常见于消化系统疾病，如胃及十二指肠溃疡、慢性胃炎、胃肠道肿瘤、慢性结肠炎、克罗恩病和肠结核。

3）内分泌疾病：如糖尿病、甲亢和肾上腺皮质功能减退症。

4）厌食及食欲减退性疾病：神经性厌食、急慢性感染、尿毒症和恶性肿瘤。

(2) 消瘦本身对骨骼的影响主要与以下因素有关。

1）由于脂肪和肌肉的消耗，体重明显下降，骨骼的载荷减少，肌肉量减少，肌力下降，导致对骨骼施加的应力下降，可引起骨量丢失。

2）饮食中蛋白质、维生素和矿物质的摄入不足或吸收、利用障碍，也可致骨健康受损，钙和维生素 D 的摄入不足会加速骨丢失。

3）引起消瘦的原发病产生的炎性介质和毒素可促进骨吸收，加重骨损害。

如炎性肠病，各种急慢性感染和肿瘤。

4）严重消瘦还可导致雌激素水平低下，继发性闭经，由于脂肪组织萎缩，雄激素转化为雌激素减少，进一步加重雌激素水平低下，加速骨转换和骨丢失。

上述多重因素最终可导致骨丢失、骨质量下降，引起骨质疏松。

5. 喝咖啡、浓茶会影响骨骼健康吗？

咖啡中所含的咖啡因会促进尿钙、粪钙的排泄，加快骨转换，导致骨量丢失。2006 年一份来自瑞典的报道，纳入 31 527 名年龄在 40 ~ 70 岁的瑞典女性，调查饮用咖啡、含咖啡因的茶及咖啡因的摄入，平均随访 10.3 年，其发生骨质疏松性骨折 3279 例，结果显示，每天摄入咖啡因 330mg，相当于 600ml 咖啡或更多者，骨质疏松性骨折风险中度增加，尤其在低钙摄入（< 700mg/d）的女性。

茶叶所含成分较复杂，除含有咖啡因外，还含有茶多酚和氟化物。一项国内对 2248 名年龄 28 ~ 81 岁女性的回顾性问卷调查显示，女性饮茶者腰椎、股骨及前臂等部位骨密度较不饮茶者显著降低，且随饮茶量的增加骨密度呈相应的下降。茶多酚是有效的抗氧化剂，有报道称它对骨量的影响可能与其雌激素受体的低亲和力及抗氧化，减轻氧化应激损伤的作用有关。无论是动物试验还是临床研究均证明茶多酚能显著增加绝经后女性腰椎和股骨颈等部位的骨密度，减少尿钙的排泄，降低骨吸收生化标志物水平。适量的氟化物可促进骨形成、抑制骨吸收，对骨骼和牙齿产生正性影响。总之，饮茶对骨骼的影响较为复杂，这除与茶叶所含成分复杂外，调查饮茶习惯、饮茶量及浓度都比较困难，调查结果也不一致。总的看，与饮茶量、浓度有一定关系。因此，不提倡过浓过量饮茶。

6. 碳酸饮料对骨骼代谢有影响吗？

专家们对饮用碳酸饮料与骨质疏松相关性尚无定论，简单地说，在碳酸饮料大行其道的今天，年轻人中它替代了更健康的饮品（如奶制品），当你大量饮碳酸饮料时，或许就会减少奶的摄入。有专家认为，磷酸是大多数碳酸饮料的主要成分，磷本身是重要的骨矿盐，但当摄入与钙不成比例的磷时，将导致骨丢失；另一个罪魁祸首是咖啡因，通常认为它会干扰肠钙吸收。美国 tufts 大学的一项研究表明，饮用含咖啡因和不含咖啡因的可乐均可能与低骨密度相关，但含咖啡因的可乐似乎骨损害更重。另有研究表明，经常饮用碳酸饮料的女性，其髋部骨密度较不饮用者降低 4%。因此，长期大量饮用碳酸饮料将对骨代谢产生不利影响。

7. 妊娠哺乳与骨质疏松症有关系吗？

妊娠和哺乳期母体的钙和骨代谢会发生一些有趣的变化。一般认为，妊娠和哺乳期增加对钙的生理需求可能导致对母体骨骼持续、有害的影响，胎儿出生时 25 ~ 30g 的骨钙主要来自母体的供给；哺乳期前 4 个月每天供给婴儿的乳汁量 720 ~ 750ml，相当于母体每天丢失钙 250mg，导致短暂的骨丢失，不过，早前的横断面研究和流行病学调查并未发现妊娠与骨量丢失的关联。

妊娠期间的高雌激素血症和体重增加均对骨骼有保护作用，此外，妊娠后期特有的活性维生素 D 水平的增加和肠钙吸收成倍增加也对骨骼有保护作用。最近的几项研究几乎均显示，哺乳期的确有骨丢失，但断奶后可以恢复到基线水平，尤其是哺乳期较短者（＜ 3 个月）。

最近两项研究显示，饮食钙并非妊娠和哺乳期骨变化的主要贡献者，胎儿的钙需求主要通过母体增加肠钙吸收提供，而哺乳期增加的钙需求则由母体增加肾钙的回吸收提供。哺乳期月经重新来潮后 5 个月时椎骨骨密度已恢复到妊娠前水平。这两项研究均认为，母体骨和钙代谢发生的改变不依赖饮食钙的补充，因此，不需要在推荐摄入钙量外增加钙的补充。

8. 女性早绝经是骨质疏松危险因素吗？

女性早绝经是骨质疏松症的危险因素。我们知道女性自然绝经后，由于卵巢功能衰竭，雌激素水平急剧下降，大量刺激破骨细胞形成、活化的因子释放，骨吸收加快，大于骨形成，加速骨转换，骨丢失和骨微结构破坏加剧，导致骨质疏松和骨折风险增加。一般将45岁以前绝经定义为早绝经，早绝经多见于卵巢功能早衰或卵巢病变手术切除致人为绝经，早绝经致骨质疏松机制与自然绝经的区别是骨骼较早失去雌激素的保护，因雌激素缺乏导致肠钙的吸收下降，尿钙的排泄增加，骨转换加剧，骨量丢失加速，骨质疏松来得更早、更重。Svejme等对390例北欧白人女性的研究表明，47岁以前绝经者较47岁或更晚绝经者，到77岁时骨质疏松和骨折的风险明显增加，与以前认为早绝经后前10年骨质疏松和骨折风险增加，以后这种效应就逐渐消失的观点不同，因此，对于早绝经应早期干预，保护骨骼健康，延缓骨质疏松的发生。

9. 减肥手术会引起骨质疏松症吗？

减肥手术仍然是严重肥胖最有效的治疗方法，不过，其对人体健康包括骨骼健康的潜在长期影响尚值得关注。总体讲，减肥手术后常发生的骨量丢失可能由这几方面的原因所致：①营养缺乏；②体重快速丢失；③脂肪来源的细胞因子（如瘦素、脂联素），和肠源性的食欲调节激素的变化。

（1）营养缺乏：减肥手术后，由于胃肠正常解剖结构的改变，导致胃容量缩小和食物通过时间缩短，会影响摄食量和食物中营养物质的吸收，出现维生素、叶酸和微量元素的缺乏，长期下去，会引起相应的疾病，如贫血、神经病变，钙、维生素D及维生素K摄入不足和吸收障碍，将导致骨质疏松、骨软化和骨折。

（2）体重快速下降：可致骨骼承受的应力下降，加之，由于营养缺乏肌肉组织消耗、萎缩，可引起少肌症，更加重骨骼力学刺激的减少，骨形成减少，跌倒风险增加，发生骨丢失、骨强度下降，导致骨质疏松及骨折风险明显增加。

（3）减肥手术后诱发的激素水平改变及其对调节食欲、骨强度的中枢神经的影响：这些变化包括脂肪源性激素如瘦素、脂联素，肠源性激素如多肽YY、胰高血糖素样肽-1、饥饿素及下丘脑能量平衡调节物质神经肽Y，这些激素水平手术后的改变均直接或间接影响骨代谢。

上述多种因素共同作用，导致骨量丢失，骨强度下降和骨质疏松的发生。

10. 完全素食会引起骨质疏松吗？

我们知道骨骼健康的维持，无论是儿童和青春期理想峰值骨量的获得，还是衰老时骨量维持，均离不开从饮食中获取丰富的优质蛋白、矿物质（尤其是钙、磷）和维生素 D、维生素 K 等营养物质。有研究显示，老年人蛋白质摄入不足较为常见，而在髋部骨折的老人较普通老年人群更为严重；蛋白质摄入不足时还会导致肌肉的消耗和萎缩，使肌肉强度下降，跌倒和骨折的风险增加，且使已骨折患者愈合延迟。优质的动物蛋白主要来源于：瘦肉、家禽、鱼、蛋及奶制品，奶制品还提供额外的钙质，多脂鱼（oil fishes）提供额外的维生素 D。虽然蔬菜和水果中含有丰富的维生素、矿盐和抗氧化剂，有利于骨骼健康，大量研究显示，摄入丰富的蔬菜和水果对老年人的骨密度有益，然而，完全素食者摄入较多的蔬菜、水果和豆制品，缺乏动物性蛋白、奶品（优质钙源）和油脂的摄入，这将导致蛋白质、钙和维生素 D 的缺乏或不足，油脂缺乏还将影响维生素 D 及维生素 K 的吸收，长此以往，将导致骨质疏松，增加骨折风险。

11. 失用性骨质疏松症有哪些特点？

失用性骨质疏松症属继发性骨质疏松，主要因为骨骼所受的机械应力减少或消失致全身或局部骨量丢失。常见的病因：①运动受限或功能障碍；②肌肉骨骼损伤或疾病；③神经系统损伤或疾病。临床上多见于脊髓损伤、偏瘫、脊髓灰质炎后遗症、骨折、长期卧床和太空飞行。临床表现因病因不同而有所不同，但共同的特点是：骨密度明显降低，尿路结石发病率增加，关节周围软组织的骨化（异位骨化），肢体畸形和病理性骨折发病率增加。下面我们以临床上较常见的脊髓损伤致失用性骨质疏松为例，看看它与其他的骨质疏松不同的特点。

（1）在脊髓损伤水平以下部位发生快速、大量的骨丢失，在运动神经功能完全受损的脊髓损伤患者，损伤后 6 ～ 12 个月，骨丢失率高达每周 1%，明显高于太空飞行（微重力环境）、卧床和未经治疗的绝经后骨质疏松，这种加速的骨丢失可持续至 3 ～ 7 年，此后丢失率较早期逐渐放缓。由于骨吸收的明显增强，导致高尿钙症，尿路结石发生率明显增加。发生骨丢失的部位也有其特点，以股骨远端和胫骨近端为最重，对 31 例脊髓损伤患者为期一年的观察发现，股骨远端骨丢失高达 52%，胫骨近端丢失甚至达到 70%。

(2) 周围骨的骨折是脊髓损伤后骨质疏松重要的并发症。据报道，最常见的骨折部位是胫、腓骨，其次是股骨远端，上肢骨折不常见。导致骨折最常见的原因是从轮椅上跌倒，首次骨折发生的平均时间为 9 年，前 12 个月骨折率为 1%，20 年后年骨折率为 4.6%。由于脊髓损伤患者存在损伤节段以下的躯体感觉障碍，常意识不到骨折的发生，多因发现局部肿胀、发热、肌痉挛和自主反射异常等症状才就医。

(3) 高达一半以上的脊髓损伤患者发生异位骨化，发生机制尚未完全阐明，但其病因可能与创伤、出血、深静脉血栓形成和制动有关，异位骨化最常发生于髋关节（占 90%）、膝关节、股骨远端、肘关节和肩关节，在临床上，有关节功能受限者达 10% ~ 20%。异位骨化的并发症包括，坐位困难、慢性疼痛、压迫性溃疡、深静脉血栓形成和肌痉挛。局部肿胀可能是异位骨化的早期表现，血清碱性磷酸酶活性升高是其早期非特异性标志，^{99m}Tc 标记的双膦酸盐扫描是诊断异位骨化的敏感方法。异位骨化的早期影像学表现常滞后于 ^{99m}Tc 扫描 3 ~ 4 周。

(4) 维生素 D 和钙缺乏，脊髓损伤患者普遍有维生素 D 缺乏，由于阳光暴露明显减少，加之抗惊厥药和精神类药物的应用会加速维生素 D 的降解和从肾脏的清除，脊髓损伤患者钙摄入普遍低于普通人群，据国外报道大约三分之一脊髓损伤的退伍老兵有维生素 D 缺乏，因此，当用抗骨吸收药物抑制急性脊髓损伤后的骨吸收时，要确保血清维生素 D 充足，以促进肠钙吸收，防止低钙血症发生，为获得理想的肠钙吸收，一般推荐用维生素 D 2000U/d 加元素钙 1300mg/d。

(5) 目前常用的抗骨质疏松药物多数对失用性骨质疏松无效或有争议，认为有一定疗效的是：双膦酸盐、denosumab 和 PTH (1-34)。而力学负荷与电磁场对骨骼的作用被认为是有效的，用周期性的电刺激肌肉收缩对脊髓损伤后的骨骼是有益的，但对已有长期骨丢失的患者增加骨量的作用较差。总之，力学刺激加上刺激骨形成的药物如 PTH（1–34），或强有效的骨吸收抑制剂，对于失用性骨质疏松症，可能有一定疗效。

12. 活动少与骨质疏松有关吗？

骨骼的主要功能是形成人体的骨架，构成一些腔室容纳和保护重要器官，与肌肉关节一起完成机体运动功能，这也就是它的支撑、运动和保护功能，这些功能的完成都离不开骨骼的完整性和它的力学强度。在生长发育期，骨骼的形态和构筑都受力学因素的影响，骨骼所受的力学刺激主要有两种：体重对骨骼形成的重力和运动时为克服重力肌肉对骨骼施加的力，在这些力学因素的作用和引导下完成了骨骼的塑形和微结构的塑建。因此，骨量、微结构和骨强度均与所受的力学刺激有关，适量的负重运动可增加峰值骨量和减少骨量丢失。运动可提高雌激素和睾酮的水平，有利于钙的吸收和利用，相反，缺少体力活动可导致肌肉的萎缩，肌力下降，骨骼接受的力学刺激减少，骨量丢失，骨折风险增加。另外，由于肌肉萎缩，神经肌肉的协调性下降，跌倒机会增加，易发生骨质疏松性骨折。

13. 缺乏阳光照射会对骨骼健康不利吗？

我们知道，充足的钙和维生素 D 的获取对于骨骼的正常生长发育和维持正常的钙磷代谢、骨组织的正常矿化和肌肉的健康均非常重要。钙的获得主要是通过饮食摄入或钙补充剂，而含维生素 D 的食物则非常有限，主要是多脂鱼如鲑鱼、沙丁鱼、金枪鱼、鲭鱼和蛋黄、动物肝脏等，因此，维生素 D 的获得主要通过阳光照射，皮肤合成，在夏秋季阳光充足，儿童和成人只需短暂暴露脸、双手和双臂，于上午 10 点至下午 2 点的阳光照射 10～15 分钟即可获得足够的维生素 D 了，而在冬季缺少阳光的数月里，北方人群皮肤维生素 D 合成显著减少，还有老年人，由于缺少阳光照射，皮肤合成维生素 D 的能力下降，极易导致维生素 D 缺乏。对于这些情况，补充富含维生素 D 食物或维生素 D 类药物就显得尤为重要。维生素 D 缺乏在我国较为普遍，其危害也是严重的，在儿童期，严重维生素 D 缺乏将导致佝偻病，而成人则导致骨软化症，轻度的维生素 D 缺乏增加患骨质疏松的风险，老年人还增加跌倒的风险，骨折风险增加。因此，多去大自然拥抱阳光，多做户外运动，减少防晒霜的使用，在缺少阳光的季节多吃含维生素 D 丰富的食物和适当补充维生素 D 制剂，对于防止维生素 D 缺乏，维护骨骼的健康是有益的。

（金小岚）

第四部分 掌握骨质疏松症的临床表现

1. 骨质疏松症与疼痛的关系是什么？

疼痛是骨质疏松症的主要症状之一，也是出现最早最常见的症状。骨量的减少是骨质疏松症最基本的病理变化，伴随发生的骨微结构改变，其共同结果就是骨的力学承载力下降，骨质变脆，易折断。骨骼发生显微骨折，引起骨痛，症状较轻者，没有其他严重不适，较重者常自诉腰背疼痛或全身骨痛。骨痛通常为弥散性，无固定部位，临床查体时不能发现固定的压痛点或压痛区。经常由于劳累或活动后加重，负重能力下降或不能负重。四肢骨折或髋部骨折时肢体活动明显受限，局部疼痛加重，有畸形或骨折的相应阳性体征。

2. 弯腰驼背是骨质疏松的症状吗？

弯腰驼背也是骨质疏松症的主要症状之一。最初的微骨折，引起骨痛，微骨折不断加剧，导致椎体的压缩骨折（这种骨折可以是缓慢发生的），多个椎体呈现楔形变，可以导致脊柱弯曲畸形，形成驼背。

3. 什么是非暴力性骨折？

非暴力性骨折是指轻微外力下或日常生活中发生的骨折，其受到的外力常常小于从站立高度跌倒后所受到的外力，非暴力性骨折可分为积累疲劳性骨折和骨骼疾病性骨折。由于长期、反复、轻微的直接或间接外力集中于骨骼的某一点，使之发生骨折，称之为积累疲劳性骨折，或应力性骨折，这种骨折往往无明显位移，但愈合慢；有病变的骨骼，如严重的骨质疏松症、骨髓炎、骨肿瘤等，受到轻微外力时即断裂的骨折，称为骨骼疾病性骨折。

4. 哪些部位容易发生骨质疏松性骨折？

骨质疏松症最严重的后果就是骨折，相对于每 8 个妇女中就有一个患有乳腺癌的比例，每 3 个女性就会有一个因骨质疏松症而发生骨折。尽管身体任何部位的骨骼都会因骨质疏松症而出现骨折，但是骨折的部位大多数集中于脊椎、髋部以及前臂部。据统计 45 岁以上人群中有 70% 的骨折是由于骨质疏松引起的。50 岁以上的女性会有 32% 发生椎体压缩骨折，16% 发生前臂部骨折，15% 发生髋部骨折。

对于患有诸多系统性疾病的患者，如慢性心脑血管疾病、慢性呼吸系统疾病、免疫系统疾病等，髋部骨折会明显降低患者的生存率。同样，骨质疏松症引起的髋部骨折术后并发症也会增加。有将近 50% 的髋部骨折患者不能恢复到从前的活动能力及生活独立性，其中有 25% 的患者需要专业的护理。骨质疏松症性髋部骨折后的死亡率高达 12% ~ 35%，远远高于正常人群。女性人群中，骨质疏松性髋部骨折的死亡风险几乎与乳腺癌的风险相当，且是子宫肿瘤死亡风险的 4 倍。患者死亡最容易发生在骨折后 6 个月内，有研究表明死亡风险会持续更长时间。更多研究表明，一旦出现骨质疏松性骨折，男性的预后不如女性。

5. 哪些异常体征提示您可能患有骨质疏松症？

出现骨痛、肌无力、身材缩短、甚至骨折时，提示您可能患有骨质疏松症。

骨质疏松症患者，病情轻者无任何不适，较重者常自诉腰背疼痛或全身骨痛。骨痛常为弥散性，无固定部位，查体时不能发现固定压痛点或压痛区。经常由于劳累或活动后加重，负重能力减弱或不能负重。发生四肢或髋部骨折时，肢体活动明显受限，局部压痛加重，可伴有畸形或骨折的阳性体征。

身材缩短常见于椎体压缩骨折，可有或无诱因，可见于单发或多发椎体骨折；严重者出现驼背，严重胸廓畸形者可出现胸闷气短、呼吸困难等临床症状，甚至导致心输血量、肺活量、肺最大换气量下降，极易并发上呼吸道和肺部感染。

骨质疏松性骨折常因轻微活动或创伤而诱发，弯腰、负重、挤压或摔倒后发生。多发部位为脊柱、髋部和前臂，其他部位亦可发生，如肋骨、骨盆、肱骨、甚至锁骨和胸骨等。脊柱压缩骨折多见于绝经后骨质疏松症患者，骨折发生后出现突发性腰痛，卧床取被动体位。髋部骨折以老年骨质疏松症患者居多，骨折部位多见于股骨颈部。如患者长期卧床，又会加重骨量的流失。患者常因并发感染或慢性器官衰竭而死亡。幸存者则活动受限，生活自理能力明显下降或丧失。

6. 骨质疏松症患者体格检查需要关注哪些方面？

骨质疏松症患者体格检查需要关注是否具有以下几个方面：①身高变矮；②姿势和负重；③棘突叩痛；④椎体活动度受限；⑤弯腰驼背及脊柱侧突；⑥肌肉张力及肌肉收缩力异常；⑦其他先天性疾病造成骨质疏松的症状。

7. 骨质疏松症的患者会抽筋吗？

骨质疏松症患者早期有可能出现抽筋症状。患者抽筋主要可能与低钙血症相关。由于钙离子可降低神经肌肉的兴奋性，低钙血症时神经肌肉的兴奋性升高。患者可出现肌痉挛，指（趾）麻木。人的一生中，从胎儿时期起就应该保持足够的钙摄入量，以提高峰值骨量。峰值骨量高，骨储备就越多，对于中老年的骨量丢失起到缓冲作用。早期的骨量丢失，由于骨储备丰富，不易引起低钙血症，随着骨量的逐渐大量丢失，代偿缓冲带的作用平衡被打破，产生低钙血症，从而导致抽筋的发生。

对于严重的骨质疏松症患者，抽筋不仅是因为低钙血症，也有可能是严重的椎体压缩骨折所造成的神经症状。高位的椎体骨折压迫脊髓，使部分下神经元兴奋性增高，也可诱发抽筋等症状。

8. 骨质疏松症的患者会变矮吗？

骨质疏松症的患者大多数会出现身高变矮的现象。由于老年骨质疏松症患者居多，通常老年人对疼痛不敏感，起初的椎体压缩骨折可能没有明显的症状，但明显的或多发椎体压缩性骨折、骨骼后突畸形等会导致老年人身高变矮。

9. 骨质疏松症会引起消化不良吗?

通常情况下骨质疏松症不会引起消化不良，但严重骨质疏松症患者，由于疼痛引起的身体不适，精神萎靡，会导致食欲缺乏、消化不良等。当出现严重椎体压缩骨折，引起腹腔脏器的受压，也可出现腹胀、纳差等消化系统症状。

继发性骨质疏松症的患者中，如慢性炎性肠病等，由于原发病的病理机制可能导致消化不良的发生。

10. 骨质疏松症会引起呼吸困难吗?

一般情况下，原发性骨质疏松症不会引起呼吸困难，由于椎体压缩性骨折，身材变矮，伴有严重的驼背及胸廓畸形的骨质疏松症患者，可出现肺部受压，引起胸闷、气短、呼吸困难等表现。严重骨骼疼痛，包括胸廓及脊柱疼痛，可能会引起老年人呼吸受限、甚至呼吸困难。胸腔容量减小，使心输出量、肺活量、最大换气量下降，极易并发上呼吸道和肺部感染，也可能出现呼吸困难。

此外，继发性骨质疏松，例如慢性阻塞性肺病，由于原发病的存在，可能引起呼吸困难的症状。

（付　勤）

第五部分 知晓骨质疏松症的诊断

1. 骨质疏松症的诊断标准有哪些？

目前国内外公认骨质疏松症的诊断标准是世界卫生组织推荐的诊断标准，即根据双能 X 线骨密度测量仪测量腰椎和股骨近端所得的 T 值加以判定受检者是正常、低骨量或骨质疏松，具体判定标准是：T 值大于或等于 −1（T 值 ≥ −1）为正常；T 值小于 −1 并大于 −2.5（−2.5 < T 值 < −1）为低骨量；T 值小于或等于 −2.5（T− 值 ≤ −2.5）骨质疏松；如患者患有一处或多处骨折、其 T 值小于或等于 −2.5 可诊为严重骨质疏松。值得指出的是：双能 X 线骨密度测量仪腰椎和股骨近端的报道通常有 3 个部位（专业称感兴趣区）的 T 值，分别是腰 1−4、股骨颈和全髋部位的 T 值，上述判断标准中的 T 值是用 3 个 T 值中选最低的 T 值加以判定的。

2. 通过哪些检测方法，能够了解骨量？

常见骨密度及骨矿含量测量方法包括：X 线片、双能 X 线骨密度测量仪、定量骨超声、定量 CT、显微 CT、定量磁共振等。其中，X 线平片的评估并非是骨量的量化评估方法，且早期骨质疏松骨量丢失时，X 线平片上不能显示。因此，X 线检查不适于骨质疏松症早期诊断，也不宜于随访骨质疏松过程中骨矿含量的变化。双能 X 线骨密度测量仪是目前国内外公认的骨质疏松症诊断方法，其测量结果既可用于骨质疏松症的诊断，还可用于患者治疗后的疗效评估和骨质疏松性骨折的风险评估。定量骨超声并非直接测量骨量或骨密度，其测量结果与受检者的骨密度相关，可用于骨质疏松性骨折的风险评估和大样本人群的骨质疏松症的筛查，不适于骨质疏松症症诊断和治疗疗效评估。定量 CT：因可直接定量测量骨代谢较快的椎体松质骨体积密度，故可较早地反映治疗后的骨量变化，但因定量 CT 测量所需的专用体模并非是各厂家 CT 设备的标准配置部件，如用 CT 定量测量骨密度，则另需采购该专用体模，加之该测量的费用相对较高、受检者接受的 X 线辐射剂量相对较多等因素，这些都是目前临床上定量 CT 尚未普及主要原因。显微 CT 测量多用于动物实验研究或人体骨活检后的测量研究，其可真实显示骨的细微结构及其变化，但这种通过微创骨活检进行的检测方法，临床应用和推广受到限制。另外，这种测量设备也尚未普及。定量磁共振测量，可通过骨质疏松后黄骨髓的增多及骨结构的显示评估受检部位的变化，但这也不是直接的人体骨量测量，而且这种方法还处于研究阶段，尚未用于临床骨质疏松症患者诊治过程。

3. 目前骨密度检测的金标准是什么？

　　骨密度测量方法较多，不同方法所选择的测量部位也有所不同。骨密度测量金标准是世界卫生组织依据双能 X 线骨密度测量仪的结果所推荐骨质疏松症诊断标准，该标准的测量仪所选的常规测量部位是腰椎和股骨近端，如上述两种部位不适于测量分析（如严重的骨质增生、脊柱侧弯、椎体骨折、股骨近端骨折等），可选患者非优势前臂的部位进行测量分析。

4. 什么是双能 X 线骨密度检测的 T 评分，其在骨质疏松症诊断中有什么意义？

　　T 分数或称 T 值，是世界卫生组织推荐应用双能 X 线骨密度测量仪（DXA）诊断骨质疏松症的指标。该指标是根据受检者腰椎或股骨近端骨密度（BMD）的 DXA 测量结果计算得出，具体计算公式如下。

$$T 值 = \frac{BMD（测量值）-BMD（正常骨峰值）}{SD（正常骨峰值）}$$

　　注：SD 为标准差。

　　世界卫生组织推荐的骨质疏松症具体诊断标准是：正常人的 T 值应大于或等于 −1（T 值 ≥ −1）；低骨量（Osteopenia）的 T 值小于 −1、并大于 −2.5（−2.5 < T 值 < −1）；骨质疏松症的 T 值小于或等于 −2.5（T 值 ≤ −2.5）；严重骨质疏松症是指 T 值符合骨质疏松诊断标准、并伴有一处或多处骨折。上述诊断

分类可简化为以下几点。

正常：T 值≥ -1。

低骨量：-2.5 < T 值< -1。

骨质疏松症：T 值≤ -2.5。

严重骨质疏松症：T 值≤ -2.5，并伴有一处或多处骨折。

目前，国际上将该标准的人群使用范围扩大至：围绝经或绝经后的女性及≥ 50 岁的男性受检者。目前中华医学会第三次全国骨质疏松和骨矿盐疾病分会也采用上述世界卫生组织推荐的骨质疏松症诊断标准。

5. 什么是双能 X 线骨密度检测的 Z 评分，其在骨质疏松症诊断中的意义如何？

Z 分数或 Z 值，也是根据受检者腰椎或股骨近端骨密度（BMD）的 DXA 测量结果计算得出，具体计算公式如下。

$$Z 值 = \frac{BMD（测量值）-BMD（正常同年龄组参照值）}{SD（正常同年龄组参照值）}$$

注：SD 为标准差。

与 T 分数或 T 值不同，Z 值不用于骨质疏松症的诊断，仅用于儿童、围绝经期前女性及< 50 岁的男性受检者的骨密度评估。另外，Z 值的分析也有助于原发性骨质疏松与继发性骨质疏松的鉴别。

6. 反映骨质量的检测手段有哪些？

所谓的骨质量是骨"质"和"量"的总称，骨质量的概念至少要包括三个方面的内容，即骨的量、骨的硬度（通常是指构成骨骼成分或组织的"质地"）及骨结构的完整性。骨量可通过有关骨量和骨密度的测量方法加以评估；骨硬度和强度通常不仅取决于骨量，还取决于骨的质和分布（即结构），骨硬度和强度可通过测量计算管状骨的弯曲力或扭力加以评估，另外，构成骨硬度的不同组织成分（如胶原、矿物质等成分）的质地也可通过体内的生化指标进行评估；骨结构的完整性可通过影像学或组织形态学的检查方法进行评估。由此可见，骨质量的测量因其概念的复杂而复杂。目前，临床上尚无一种简单、单一的测量方法可评估人体骨质量的"全貌"。

7. 骨超声检测的临床价值是什么？

骨超声检测的临床主要作用是用于骨质疏松人群的筛查和骨折风险性评估。骨超声是借助于无辐射的机械超声波，通过其对受检测部位的波宽衰减和声速减低的结果，进而对受检者的骨量进行评估的一种方法，由此可见，骨超声并非是骨密度的测量，其结果也不用于骨质疏松症的诊断。骨超声评估骨折风险的作用如同测量血压评估脑卒中（或脑出血）的作用相似，如血压测量的结果越高，其发生脑卒中（或脑出血）的可能性（概率）就越大，同样，骨超声的声速和波宽衰减的结果越低，其骨质疏松性骨折发生的可能性（概率）也就越大。值得指出的是：虽骨超声测量不是测量骨密度，但骨超声测量结果与骨密度测量结果相关，注意不要混淆而谈。骨超声的另外的优点是：测量仪携带方便，可带到社区用于老年人的骨质疏松症的筛查，如骨超声的测量结果较低，应建议受检者到正规医疗机构行双能 X 线骨密度测量仪进一步检测，医生将根据双能 X 线骨密度仪测量的结果等其他相应的临床信息，进一步制定相应的骨质疏松预防或诊治计划。切忌仅凭骨超声的测量结果诊断骨质疏松症。

8. 骨骼 X 线平片在骨质疏松症诊断中还有用处吗？

X 线在骨质疏松症检查作用主要是试图评估骨密度和是否存在骨质疏松性骨折。骨量丢失可导致 X 线影像上的骨密度减低，X 线所示的骨密度减低通常不是骨质疏松症早期的骨量丢失。换句话说：如 X 线片出现了骨质疏松征象，则说明患者骨量已丢失了较多。虽然可通过 X 线片评估骨质疏松所致的骨量丢失，但有关 X 线的骨质疏松或骨密度的评估较为复杂，分别受 X 线摄片电压和电流条件和受检者胖瘦的影响，还受 X 线片评估者（放射科医生或其他科室医生）的主观因素或阅片经验等因素的影响，另外，X 线片的评估仅仅是通过骨质疏松的征象评估，尚不能对骨质疏松的骨丢失进行具体的量化评估，因此，如量化评估或诊断骨质疏松症还需依靠双能 X 线骨密度仪的测量结果。我国人口较多，老年人患骨质疏松症的人群在不断扩大，而就目前的状况，用于诊断的双能 X 线骨密度测量仪尚未在全国范围内普及，一些省市的医疗机构如尚无双能 X 线骨密度仪等设备，也通过 X 线平片、并结合受检者的其他骨质疏松症的风险因素加以评估。

X 线平片的另一作用是评估受检者的脊柱是否有椎体压缩骨折；老年人身高通常会随着年龄的增高而缩短，这种老年人的身高缩短可由椎体压缩骨折或脊柱退行性变的椎间盘高度减低所致。而椎体骨质疏松性压缩骨折和脊柱退行性变是两种性质不同的疾病，诊治的方法也各不相同。因此，对身高降低的老年人，脊柱 X 线片的检查是鉴别身高降低病因的常规检查方法。

9. 骨质疏松症诊断中需要做骨扫描吗？骨扫描用途有哪些？

通常所说的骨质疏松症是指原发性骨质疏松症。原发性骨质疏松症患者常不需行骨核素扫描。如医生建议骨质疏松症患者行骨核素扫描检查，可能表明医生怀疑该患者是否患有继发性骨质疏松的可能性，此时，行骨扫描检查可有助于进一步查找继发性骨质疏松的病因，特别是骨肿瘤所致的骨质疏松。另外，骨核素扫描是全身性检查，其结果有助于继发性骨质疏松病因的鉴别诊断。根据骨核素检查所显示的部位，进一步结合相应部位的其他影像学所见 [如 X 线和（或）CT、MRI 等]，有助于提出特异性病因的影像诊断。

10. 骨转换生化指标是什么？

骨骼不断地进行着新陈代谢过程，即破骨细胞骨吸收与成骨细胞骨形成呈时空耦联的动态过程，即骨转换过程。骨转换过程对于骨骼成分更新、微损伤的修复、维持骨骼结构的完整性及力学性能，具有重要的意义。正常情况下，骨形成与骨吸收是平衡的，因此骨量保持稳定，当骨吸收及骨形成失衡时，常常导致多种骨骼疾病。

骨转换失衡是多种骨代谢疾病的基本病理生理机制，测量骨转换速率有助于评价患者的骨骼疾病状态，预测骨丢失速率、骨折风险，并评估多种药物的疗效。骨转换生化指标是指骨合成代谢与分解代谢过程的中间代谢产物，或成骨细胞与破骨细胞所分泌的酶类。在骨吸收过程中，骨骼 I 型胶原降解产物和破骨细胞释放的分子，可评估破骨细胞活性；骨形成过程中，I 型前胶原代谢片段及成骨细胞分泌的酶类，可评价成骨细胞活性。前瞻性研究发现，高骨转换的受试者较低骨转换受试者骨量丢失多。高骨转换指标患者发生椎体及非椎体骨折的风险增加。在抗骨质疏松治疗时，骨转换生化指标能快速反应药物的疗效，药物治疗后骨转换指标变化少的患者，疗效差于骨转化指标变化大的患者。不同药物治疗对骨转换生化指标的影响也有差异，变化依赖于抗骨质疏松药物的种类。例如，骨吸收抑制剂（如双膦酸盐类等），能快速降低骨吸收指标，而骨形成促进剂［如 PTH（1-34）片段］显著增加骨形成指标。

由此可见，骨转换生化指标能快速反映骨形成及骨吸收过程，其不仅能够用于揭示代谢性骨病的发病机制，用于预测骨丢失速率及骨折风险，用于骨质疏松症与其他骨骼疾病的鉴别诊断，而且可以用于快速反映抗骨质疏松药物的治疗效果，且检测方法灵敏无创，易于开展。

11. 骨形成指标有什么意义，包括哪些项目？

骨形成指标反映成骨细胞活性，在揭示骨质疏松症发病机制，与其他骨骼疾病的鉴别诊断，预测药物治疗效果（尤其是骨形成促进剂）有重要意义。如在 Paget 骨病、原发性甲状旁腺功能亢进症、骨软化、佝偻病患者中，多种骨形成生化指标升高，给予有效治疗后，骨形成指标将明显降低。在抗骨质疏松治疗中，骨形成促进剂［如 PTH（1-34）片段］将有效升高骨形成生化指标，促进新骨形成。

骨形成生化指标主要包括骨骼合成代谢过程的中间产物或成骨细胞分泌的酶类，临床常用的有：碱性磷酸酶（ALP）、骨特异性碱性磷酸酶（BALP）、骨钙素（osteocalcin）、I 型前胶原氨基端前肽（P1NP）、I 型前胶原羧基端前肽（P1CP）等。其中血清 P1NP 是近年来国际骨质疏松基金会、国际临床生化及实验室医学联合会指南推荐的敏感骨形成标记物，用于骨质疏松症的诊断及治疗评估。

12. 骨吸收指标有什么意义，包括哪些项目？

骨吸收指标物反映破骨细胞活性及骨骼分解代谢的状况，在揭示骨质疏松症发病机制，预测骨量丢失、骨折风险，评估骨组织对药物治疗的反应性（尤其是骨吸收抑制剂）方面有重要意义。由于目前骨吸收抑制剂是骨质疏松症治疗的一线药物，治疗过程中，骨吸收生化指标的明显下降，是早期评估药物疗效的重要参数。

骨吸收生化指标主要包括骨骼分解代谢过程的中间产物或破骨细胞分泌的酶类，临床常用的有：吡啶啉（Pyr）、脱氧吡啶啉（D-Pyr）、Ⅰ型胶原交联氨基末端肽（NTX）、Ⅰ型胶原交联羧基末端肽、抗酒石酸酸性磷酸酶（TRACP）等。其中血清 CTX 是近年来国际骨质疏松基金会、国际临床生化及实验室医学联合会指南推荐的敏感骨吸收标记物，用于骨质疏松症的诊断及治疗评估。

13. 骨质疏松症应该与哪些疾病进行鉴别？

骨质疏松症可分为如下三类：①原发性骨质疏松症：分为绝经后骨质疏松症和老年性骨质疏松症；②继发性骨质疏松症：指由于疾病、影响骨代谢的药物或器官移植所引起的骨质疏松；③特发性骨质疏松症：指青少年时期发病的、未找到明确原因的骨质疏松。临床上最多见是原发性骨质疏松症，但诊断原发性骨质疏松症时，应注意排除继发性骨质疏松症的可能。

多种疾病可以引起继发性骨质疏松症，常见的包括内分泌系统疾病（性腺功能减退症、甲状旁腺功能亢进症、库欣综合征、甲状腺功能亢进症、甲状腺功能减退症过度替代治疗、1 型糖尿病及 2 型糖尿病及垂体前叶功能低减等）、风湿免疫病、慢性肝肾疾病、消化系统疾病、血液系统疾病（白血病、多发骨髓瘤、淋巴瘤等）、肿瘤相关骨病（乳腺癌、前列腺癌、甲状腺癌、肺癌、肾癌、胰腺癌）、长期制动、器官移植术后等。多种药物也可能引起骨量下降，常见的包括糖皮质激素、肝素、抗癫痫药物、甲状腺激素、促性腺激素释放激素类似物、蛋白酶抑制剂、胰岛素增敏剂等。

由此可见，诊断骨质疏松症时，要注意区分是原发性还是继发性骨质疏松症，如果能够找到导致患者骨质疏松症的疾病或药物，去除病因，也许能够起到事半功倍的效果。

14. 什么是甲状旁腺功能亢进症？

甲状旁腺功能亢进症是指由于甲状旁腺腺瘤、增生或腺癌，引起甲状旁腺激素（PTH）分泌过多，因而引起的一系列钙磷和骨代谢紊乱的疾病。根据疾病病因及阶段的不同，甲状旁腺功能亢进症可分为原发性、继发性、三发性和假性四种。

（1）原发性甲状旁腺功能亢进症：由于甲状旁腺本身病变（肿瘤、增生或癌变）引起的 PTH 合成、分泌过多，通过对骨和肾的影响，导致以高钙血症、低磷血症、骨骼病变、肾结石等为特征的疾病，这种类型最为常见。

（2）继发性甲状旁腺功能亢进症：由于其他原因引发低钙血症，长期低钙血症或维生素 D 缺乏导致甲状旁腺增生，从而引起 PTH 分泌过量，常见于慢性肾功能不全、骨质软化症、肠吸收不良综合征、维生素 D 缺乏、妊娠、哺乳等。

（3）三发性甲状旁腺功能亢进症：在继发性甲状旁腺功能亢进的基础上，由于甲状旁腺受到持久的刺激，甲状旁腺由增生发展为功能自主的腺瘤，分泌过多的 PTH，导致以高钙血症、高 PTH 血症为特征的疾病，常见于长期肾功能不全、持续低钙血症、严重肠道疾病合并钙及维生素 D 吸收不良等。

（4）假性甲状旁腺功能亢进症：由于某些脏器恶性肿瘤，如肺、肾、卵巢等，肿瘤分泌类似甲状旁腺激素的多肽物质，导致高钙血症和全身骨骼病变，其并非真正意义的甲状旁腺功能亢进。

15. 甲状旁腺功能亢进症有哪些临床表现？

原发性甲状旁腺功能亢进症的临床表现是高 PTH 血症和高钙血症共同引

起，主要包括骨骼受累、泌尿系统和消化系统症状、精神症状。

（1）骨骼系统：过多的PTH会增加破骨细胞活性、加快骨吸收，可导致患者出现进行性加重的疼痛、身高变矮、骨骼畸形、轻微外力下骨折等表现。骨骼影像学上可以具有骨密度减低、纤维囊性骨炎、骨膜下吸收、骨骼变形、牙槽硬板吸收等表现。

（2）高钙血症：患者可出现四肢无力、易疲劳；多尿、口渴、多饮；食欲缺乏、便秘、腹胀、腹痛、恶心、呕吐等症状。部分患者还可能由高钙血症引发胰腺炎、消化道溃疡，因而出现腹痛，甚至消化道出血等表现。而在神经精神系统，常见的症状包括记忆力减退和注意力不集中、疲乏等症状。

（3）肾结石：长期高钙血症及高尿钙症，可能引发患者出现反复、多发、双侧的泌尿系结石，患者出现腰疼、排尿困难、尿痛、血尿等，容易并发泌尿系感染，甚至可以出现尿中排石等症状。

近年来，随着血钙水平筛查的广泛开展，越来越多的患者还未出现明显临床表现，但由于高钙血症或高甲状旁腺激素的发现而诊断为原发性甲状旁腺功能亢进症，这部分患者称为无症状甲旁亢。

16. 哪些恶性肿瘤容易累及骨骼？

引起骨骼受损的肿瘤常常是恶性肿瘤，一方面，肿瘤细胞可以分泌甲状旁腺素相关蛋白、白细胞介素、肿瘤坏死因子等细胞因子，增加破骨细胞活性、促进骨吸收；另一方面，肿瘤细胞可以直接转移或浸润骨骼，共同引起骨骼疼痛及骨质破坏。多种恶性肿瘤可以引起骨骼受损，包括肺癌、乳腺癌、肝癌、结肠癌、前列腺癌、卵巢癌等，白血病、淋巴瘤、多发骨髓瘤等血液系统恶性肿瘤，也可以导致骨骼病变。少数良性肿瘤，由于分泌成纤维生长因子23等细胞因子，可以调节磷及维生素D代谢，也可以引起低磷软骨病，损伤骨骼。

17. 肿瘤为什么会引起骨骼疾病？

凡是可以影响钙、磷、甲状旁腺激素及维生素D代谢的肿瘤均可引起骨骼疾病，引起骨骼病变的肿瘤，以恶性肿瘤居多。

功能性内分泌系统肿瘤由于分泌可能调节钙磷代谢的内分泌激素，因而引起骨骼病变，如甲状旁腺瘤等，具体见前面的甲状旁腺功能亢进症部分。少数来源于结缔组织的肿瘤，由于分泌成纤维生长因子 23 等调磷因子，影响磷及维生素 D 代谢，因此可以引起低磷软骨病。功能性内分泌系统肿瘤切除后，骨骼病变会明显改善。

其他系统肿瘤，导致骨骼病变的，多数为恶性肿瘤，其导致骨骼疾病的机制主要有两方面：一方面，肿瘤细胞可以分泌甲状旁腺素相关蛋白、白细胞介素、肿瘤坏死因子等细胞因子，增加破骨细胞活性，促进骨吸收；另一方面，肿瘤细胞可以直接转移或浸润骨骼，或肿瘤压迫健康组织，共同引起骨骼疼痛及骨质破坏。

18. 什么是肾性骨病？

肾性骨病又名肾性骨营养不良，狭义的肾性骨病是指由于慢性肾衰竭，导致钙、磷、维生素 D 代谢紊乱、代谢性酸中毒、继发性或三发性甲状旁腺功能亢进，继而引发的全身性骨骼疾病。广义的肾性骨病是指与各种肾脏疾病相关的骨病。肾性骨病的临床表现多种多样，可以表现为：骨质疏松、骨软化、骨硬化、异位钙化等，患者可以出现骨痛、骨骼畸形、活动能力下降和病理性骨折等。

肾性骨病导致骨畸形在儿童较常见，患儿可以出现佝偻病样改变，如四肢长骨的弯曲变形，呈现"O"形腿或"X"形腿、方形颅骨、胸骨前突、肋缘外翻等畸形。骨骼病变也可以导致患儿生长迟缓。成年患者可以出现乏力、骨骼进行性疼痛、身高变矮、病理性骨折等表现。

肾性骨病的治疗关键在于纠正骨骼相关的代谢紊乱，包括纠正低钙血症、纠正代谢性酸中毒、补充活性维生素 D、改善肾功能等，如果患者发展为三发性甲状旁腺功能亢进，则需要考虑行甲状旁腺病变手术治疗。

19. 什么是骨软化症？

骨软化症（osteomalacia）是成年人由多种原因引起以钙、磷、维生素 D 代谢紊乱，导致新形成的骨基质不能正常完成骨矿化为特点的全身性骨骼疾病。骨质软化症可以由遗传因素或后天获得性因素引起，可以由严重的维生素 D 缺乏，严重肝肾疾病引起维生素 D 不能形成活性维生素 D，或者磷的吸收利用障碍，或者骨骼局部酸碱度异常、骨基质蛋白缺陷等多重因素引起。

患者可以表现为腰腿疼痛、骨骼压痛、骨骼变形、病理性骨折等表现，也可以伴有肌无力、行动不便等表现。骨骼畸形可以包括胸廓畸形、脊柱侧弯、前凸等。骨质软化症患者应积极寻找病因，给予针对性治疗，补充钙剂及维生素 D 是基本治疗措施，部分低磷骨软化患者，适当补充磷制剂十分必要。

20. 低磷骨软化症具有哪些特点？

低血磷性骨软化症是一种以低血磷、高尿磷、高碱性磷酸酶为特征，以骨基质矿化障碍为特点的慢性骨骼疾病，其可导致非矿化的骨样组织（类骨质）堆积，骨质软化，而产生肌无力、骨痛、骨畸形、骨折等一系列临床症状和体征。低磷骨软化症常见的原因有遗传性、肿瘤诱发性，少数患者可以由于药物损伤肾小管所致。遗传性低磷软骨病常常起病较早，可以呈 X 伴性遗传、常染色体隐性及显性遗传，由于致病基因缺陷，引起成纤维生长因子 23 代谢异常，导致低磷佝偻病。少数低磷软骨病可以是 Fanconi 综合征的一部分，由于各种原因损伤肾小管近端，导致肾小管可以漏磷、HCO_3^-、钾、葡萄糖、氨基酸等，引发低磷血症、肾小管酸中毒及活性维生素 D 生成不足，导致低血磷性佝偻病。极少数的低磷性佝偻病可以由骨纤维异样增生症或神经纤维瘤病所引起。

肿瘤诱发性低磷软骨病常常由良性肿瘤引起，肿瘤可以分布于四肢及头部，常常部位隐匿，然而由于肿瘤分泌成纤维生长因子 23，导致低磷软骨病，当肿瘤去除后，病情会明显改善。

近年来，研究发现部分乙型肝炎患者接受抗病毒药物阿德福韦酯治疗，可能出现肾小管损伤，出现低磷软骨病，停用药物，并给予钙剂及维生素 D 治疗后，软骨病将明显缓解。

21. 肾小管酸中毒对骨骼具有怎样的影响？

肾小管性酸中毒是由于近端肾小管重吸收碳酸氢盐或远端肾小管排泌氢离子功能障碍，导致血液 pH 下降为特点，骨骼矿化异常的代谢性骨骼疾病。根据肾小管受损部位及其病理生理机制，肾小管性酸中毒常常分为 4 型：①Ⅰ 型为远端肾小管酸中毒，又称经典型肾小管酸中毒；②Ⅱ 型为近端肾小管酸中毒；③Ⅲ 型为Ⅰ型和Ⅱ型的混合，又称混合型；④Ⅳ型肾小管酸中毒是由于先天性或获得性醛固酮分泌不足或肾小管对醛固酮不敏感，引起具有高钾血症的代谢性中毒。据其病因，肾小管性酸中毒又可分为原发性或继发性。

肾小管酸中毒时，通过以下几个方面对骨骼产生影响：①血 pH 下降，骨钙释放增多，骨骼矿化异常；②酸中毒时肾小管对钙离子的重吸收下降，尿钙排泄增多；③近端肾小管酸中毒时 25OHD 转为 1, 25- 双羟维生素 D 减少，导致钙离子吸收减少，骨骼矿化进一步受损；④维生素 D 活化不足，可能导致继发性甲状旁腺功能亢进，进一步加快骨转换，加重骨病。

22. 哪些患者应该考虑重点进行继发性骨质疏松症的鉴别诊断？

继发性骨质疏松症是由于某些疾病、药物、器官移植等原因，导致骨密度降低、骨强度下降、骨折危险性增加为特征的系统性骨骼疾病。

常见的继发性骨质疏松的病因，包括内分泌代谢疾病、结缔组织病、多种慢性肾脏疾病所致的肾性骨营养不良、胃肠营养性疾病（消化道疾病）和肝病、血液系统疾病、肿瘤相关疾病、神经肌肉系统疾病、长期制动或太空旅行、器官移植术后和一些药物、毒物的作用等。具有上述疾病史或药物治疗史的患者，应考虑继发性骨质疏松症的可能。

对于起病年龄早、病情进展快、有明显生化指标异常者、有特殊骨骼影像学表现者、对抗骨质疏松治疗药物反应欠佳者，应该考虑继发性骨质疏松症的可能，并积极寻找继发性骨质疏松症的可能原因。

23. 在骨质疏松症鉴别诊断中，应完成哪些生化检测指标？

多种疾病可以引起继发性骨质疏松，常见原因有：钙和维生素 D 的缺乏或不足、内分泌系统疾病、风湿免疫疾病、慢性肝肾疾病、慢性胃肠疾病、血液系统疾病、肿瘤相关疾病、长期制动、使用糖皮质激素等。因此完善骨质疏松鉴别诊断的相关生化指标具有重要的临床价值。

在接诊骨质疏松症患者时，需完善相关生化检测指标，如血、尿常规；血沉；肝肾功能；血糖；血钙；血磷；24 小时尿钙磷；碱性磷酸酶；β -CTX；甲状旁腺激素；甲状腺功能；性腺轴激素；肾上腺轴激素；25OHD；1, 25- 双羟维生素 D；自身抗体；血尿轻链及前列腺特异性抗原等肿瘤标志物；骨骼 X 线片、骨扫描等影像学检查，必要时应行骨髓穿刺及骨活检检查。

24. CT、MRI 等影像学检查对骨质疏松鉴别诊断有哪些帮助？

临床诊治骨质疏松症过程中，如怀疑有继发性骨质疏松病因时，特别是怀疑由肿瘤的病因所致的病理性骨折时，除常规 X 线平片检查外，临床医生还根据实际情况让患者进行 CT、MRI 或同位素进一步检查，上述不同的影像学检查方法在病变的诊断和鉴别诊断的作用各不相同。X 线平片有助于病变性质的判定，且检查费用低廉，但 X 线平片为人体受检部位三维结构的二维显示，故细小的骨内病变或早期骨内病变及软组织受累等病变常不能在 X 线平片上充分显示；CT 影像可分别通过连续多层的二维影像显示受检部位的三维结构，有助于检出 X 线片所不能显示的细小骨内病变或早期骨内病变及软组织受累等病变；MR 影像的组织分辨率高于 X 线和 CT 影像，有助于病变内病理组织的分析及病变范围的确定，更有助于早期病变的发现，但 MR 显示骨结构变化的特点不如 X 线和 CT 所见；上述 X 线、CT 和 MR 等影像检查通常是人体某个部位的局部影像检查，而骨核素（同位素）检查则是全身骨骼病变的影像检查，且通过同位素在骨内代谢的异常显示骨内的异常改变，有助于骨内多发病变和早期病变的显示，但骨核素影像的分辨率较低，病变影像的特异性也较低，因此虽其显示病变的敏感性高，但骨骼病变的性质判定有一定的限度。综上所述，上述各种影像检查分别有其优点和不足，在继发性骨质疏松症骨骼病变鉴别中，各种影像检查方法之间是互补而不是取代。如前所述，临床医生通常是根据患者的实际病情，选择上述某种影像方法进行鉴别诊断，并结合其他临床信息尽可能地确定继发性骨质疏松症的病因。

（余　卫　李　梅）

第六部分　重视绝经后妇女与骨质疏松

1. 有多少绝经后女性会发生骨质疏松？

我国现有近 1 亿中年妇女和约 6500 万老年妇女。我国女性平均绝经年龄为 49 岁，一旦绝经，女性就可能开始出现骨量流失，骨量丢失达到一定程度即发生骨质疏松。据统计，60 岁以上的妇女骨质疏松发病率为 30%～35%，75 岁以上的妇女中骨质疏松发病率为 65%～70%，骨质疏松在妇女一生中引发髋骨骨折危险竟高于患乳腺癌、宫颈癌、子宫内膜癌和卵巢癌四种癌症危险的总和。髋骨骨折的致残率是 50%，一年内致死率是 20%。所以，在追求生命长度的同时，提高妇女的生命和生活质量，创建健康生活，显得尤为重要。

2. 绝经后女性为什么会发生骨质疏松？

人的骨骼生长、发育与体内性激素的水平有直接关系。性激素（如雌激素、雄激素）可促进骨组织的形成，使血液中的钙离子向骨骼中沉积，防止因钙离子减少而产生骨质疏松症。妇女绝经后卵巢功能明显减低，雌激素水平明显下降，可显著增加破骨细胞活性，使骨吸收加快，影响蛋白质的合成，使骨基质合成不足。同时，雌激素的减少使骨骼对甲状旁腺素的敏感性增加，而甲状旁腺素恰是促进骨吸收和分解的激素，其结果使骨骼的分解过程大于合成过程，骨骼组织中的无机盐处于负平衡的状态，造成骨质疏松症。另外，绝经后雌激素水平降低导致体内许多细胞因子分泌失调，如肿瘤坏死因子和白介素等活性升高，引起骨组织中破骨细胞异常活跃，直接导致骨破坏增加。所以，雌激素水平下降是加剧骨质疏松症的重要原因。

3. 女性绝经后骨密度有怎样独特的变化规律?

女性的骨密度与雌激素密切相关,雌激素对青少年时峰值骨量的获得、中年时骨量的维持具有促进作用,女性的骨质在 30 岁时达到了顶点,45 岁时进入更年期卵巢雌激素慢慢分泌减少,月经开始变短或紊乱,骨质也开始缓慢流失。绝经时,卵巢分泌的雌激素骤然减低,使得雌激素对骨组织的保护作用丧失,表现为破骨细胞活性增强为主,骨组织新陈代谢加速,骨量因而开始大量流失,此时脊椎骨丢失的速度更快,为四肢骨的两倍,丢失率高达每年 3%～7%,持续 10～15 年,在这一时期,骨质流失往往是静悄悄进行而没有症状的。当 70 岁后,雌激素对身体的影响逐渐消退,但老年期合成代谢能力减弱,妇女的骨量又进入相对缓慢的流失状态,以每年 2%～5% 的速度缓慢丢失,然而,此时骨量下降已经大于 40%,部分妇女出现骨骼内骨小梁的断裂,引起局部骨骼内出血、水肿、炎症因子的释放,会感觉病变部位的骨骼疼痛,尤其劳累或负重后加重,如做家务或拎重物觉得腰部乏力疼痛,休息后缓解,这些都是典型骨质疏松症状。所以,绝经后妇女骨密度的变化表现为 50～65 岁的快速下降,但没有或仅有轻微临床症状,70 岁以后骨密度缓慢下降,而临床症状逐渐加重。

4. 绝经后妇女骨质疏松症有哪些临床特点?

绝经后骨质疏松主要原因是雌激素缺乏,发生于女性患者,年龄在 50～70 岁,表现出骨量迅速流失,松质骨丢失更明显,骨密度检测提示腰椎骨密度首先下降,并且下降速度大于髋部,骨生化标志物检测也提示骨转换速度较绝经前增加 1.5 倍左右,但临床症状不明显,被认为是静悄悄的疾病,随着病情加重,骨痛、身高变矮、活动能力下降、骨折为其常见临床表现,骨折多发生在以骨松质为主的骨骼部位,如胸腰椎椎体、髋部及桡骨远端。

5. 绝经后骨质疏松与老年性骨质疏松症有差别吗?

绝经后骨质疏松症与老年性骨质疏松症不同。老年性骨质疏松是指因增龄、骨骼合成代谢功能降低、钙和维生素 D 缺乏、继发性甲状旁腺功能亢进等为特征的骨质疏松。与绝经后骨质疏松相比，老年性骨质疏松发病年龄多在 70 岁以上，男性患者增加，但男女之比仍为 1：2，表现为骨量缓慢丢失，骨松质与骨密质丢失速度大致相同，骨折好发部位除胸腰椎椎体和桡骨远端外，髋部骨折的发生率明显增加。

6. 雌激素替代治疗有哪些适应证？

更年期妇女的健康状况一直令人担忧。在我国，更年期综合征的发生一般从 40 岁开始，持续时间短则 1～2 年，长则 5～10 年。据统计，占我国总人口约 11% 的 40～59 岁的妇女中，50% 以上存在绝经相关症状或疾病，包括骨质疏松、结肠癌、心血管疾病、老年痴呆等疾病和潮热盗汗、失眠、烦躁、疲倦、胸闷、阴道干燥、性欲减退、性交疼痛、阴道瘙痒等症状。更年期综合征成了许多妇女难以迈过的坎儿，严重地影响了广大妇女的生活质量。但有不少的妇女对更年期综合征的认识存在误区，认为那是每个妇女都必须经历的阶段，是每个女人都必须忍受的痛苦，因而没有考虑是否可以加以预防和治疗。现代医学已经证明，更年期综合征是卵巢功能衰退、雌激素分泌下降导致的，所以补充一定量的雌激素，是可以很好地控制相关症状的，这就是所谓的雌激素替代治疗。但任何药物都是利弊相依，雌激素替代治疗也不例外，我们应该积极发挥其优势，避免其缺点，做到利大于弊。使用激素治疗的原则是这样的：尽量提倡在绝经早期开始用，不要等过了 65 岁以后再用。要明确适应证和禁忌证，要用最低的有效剂量，另外如果是局部的症状可以局部用药，这样可以减少全身的不良反应，用药一定要个体化，加强安全检测，用药时间长短应根据个人情况制定。

虽然从广义上说，任何有更年期症状和骨质疏松的中老年妇女，都是进行雌激素替代疗法的对象。但这些妇女在接受雌激素替代治疗之前，都必须进行有关的检查，以排除其治疗禁忌证。

雌激素治疗的适应证为：

（1）严重的更年期症状影响了生活质量。

（2）手术或疾病引起的卵巢功能过早衰竭。

（3）具有骨质疏松的高危因素。

（4）具有动脉硬化，冠心病的高危因素。

过去认为高血压、高血脂、糖尿病、心肌梗死史是服用雌激素的禁忌证，现在认为如果其他指征强，患者理解，其也可以是适应证，但需严密监测。

7. 雌激素替代治疗有没有禁忌证？

（1）雌激素替代疗法的禁忌证包括：

1）已知或怀疑妊娠。

2）原因不明的阴道出血、子宫内膜增生。

3）已知或怀疑患有乳腺癌。

4）已知或怀疑患有与性激素相关的恶性肿瘤。

5）最近6个月内患有活动性静脉或动脉血栓性疾病。

6）患有严重的肝肾功能障碍。

7）患有血卟啉症、耳硬化症、系统性红斑狼疮。

8）与孕激素相关的脑膜瘤。

（2）雌激素替代疗法的慎用情况包括：

1）子宫肌瘤。

2）子宫内膜异位症。

3）尚未控制的糖尿病和严重的高血压。

4）有过血栓史或血栓形成倾向。

5）胆囊疾病、癫痫、偏头痛、哮喘、高泌乳素血症。

6）乳腺良性疾病或有乳腺癌家族史。

患者在进行雌激素替代疗法之前，必须知道其可能诱发子宫内膜癌、乳腺癌、卵巢癌、心血管疾病等风险，另外还有水钠潴留、血压增高、胆结石、血栓栓塞、胃肠道反应、乳房胀痛、阴道分泌物增多等不良反应。

8. 雌激素替代治疗需要监测什么样的安全性指标?

雌激素替代后应进行医疗监护。初剂 6~8 周复查,以后 3~6 个月复查,了解疗效、顺应性及不良反应。监测指标一般包括血压、体重、血脂、盆腔、肝胆超声检查等。

阴道出血是医师和患者最关心的问题。如果雌、孕激素序贯治疗者,出现规律性出血可不必进行诊刮。不规则阴道流血应进行盆腔检查,阴道超声了解子宫内膜厚度,必要时行内膜活检及诊断性刮宫排除子宫内膜过度增生或子宫内膜癌。子宫内膜小于 5mm 为萎缩,大于 5mm 或每周增长厚度大于 0.2mm,为过度增生。

如出现安全性问题,应及时调整雌激素剂量或停止使用,并密切随访直至指标恢复正常。

9. 雌激素替代治疗需要监测什么样的疗效指标?

理想的雌激素替代治疗应符合 4 个要求:

(1) 血中雌二醇达到滤泡早期水平,雌二醇/雌醇>1。

(2) 血中雌二醇水平恒定,接近于卵巢的分泌模式。

(3) 更年期症状改善。

(4) 骨密度稳定,没有继续下降。

(程 群)

第七部分 关注男性与骨质疏松

1. 有多少老年男性会发生骨质疏松症？

男性骨质疏松的发生率随着年龄的增加而增加，目前，关于老年男性骨质疏松症的发生率尚无确切的统计学资料，据国内的一项报道，我国男性 60 岁、70 岁和 80 岁各组男性骨质疏松症的发生率分别为 14.3%、20.9% 和 31.9%。

2. 男性骨质疏松症有哪些常见原因？

(1) 遗传因素：遗传因素在骨质疏松症发挥主要作用，骨量的 60% ~ 80% 是由遗传因素决定的。

(2) 雄激素缺乏：除随着年龄增大引起的生理性雄激素减少外，其他因前列腺癌行睾丸切除或使用抗雄激素药物。

(3) 长期吸烟、酗酒、饮咖啡、饮浓茶。

(4) 活性维生素 D 减少。

(5) 体重过低，肌肉力量下降：身体瘦弱和运动较少者，发生骨质疏松症的危险性较大。

(6) 药物：如皮质类固醇激素、抗癫痫药物（苯妥英钠、苯巴比妥、扑米酮、卡马西平）。

(7) 疾病：如慢性肝肾疾病、炎症性肠病。

3. 雄激素对骨骼具有怎样的影响？

雄激素保持男性正常的性分化，促进第二性征的出现，促进和维持精子的发生和正常的性功能，负反馈调节促性腺激素的分泌，促进青春期发育，刺激造血干细胞增殖，刺激肾脏产生红细胞生成素，增强免疫力，促进肌肉和骨骼发育，刺激青春期骨骼形成，对正常骨生长、代谢和骨量维持起调节作用，对成人骨骼的维持也具有重要作用。

雄激素是 19- 碳甾体化合物，是由 19 个碳原子组成的环戊烷多氢菲。雄激素的种类有很多种，其中睾酮和双氢睾酮均有相应的受体，是主要的活性形式，双氢睾酮生物效价最大，其他种类的雄激素需要在靶细胞内转变为睾酮和双氢睾酮后才有生物活性。在男性，90% 的雄激素有睾丸间质的雷氏细胞（Leydig 细胞）分泌，先生成睾酮，然后在一些特定组织中再转化为双氢睾酮。肾上腺皮质可分泌去氢表雄酮，占 4% ~ 5%。血中睾酮 98% 以上以与蛋白质相结合的形式存在，产生于肝脏的性激素结合球蛋白（SHGB）是主要的雄激素结合蛋白，其次是白蛋白，只有 2% 的雄激素呈游离状态。与性激素结合球蛋白相结合的睾酮无生物活性，只有与白蛋白结合的睾酮和游离睾酮才有具有生物活性，两者统称为"生物活性睾酮"。

在软骨细胞生长板、成骨细胞、骨细胞、破骨细胞以及其他的骨相关细胞中均有雄激素受体的表达。睾酮和双氢睾酮与成骨细胞和破骨细胞上的雄激素受体结合，直接发挥作用。雄激素主要通过成骨细胞发挥作用，雄激素与成骨细胞表面的雄激素受体结合，促进成骨细胞分泌 IGF- I、IGF- II、FGF，增加 IGFBP2 和 IGFBP3 的表达，降低抑制性 IGFBP4 的表达，刺激骨钙素的合成，促进成骨细胞的分化，减少成骨细胞与骨细胞的凋亡。

雄激素还可以通过调节其他激素及细胞因子的分泌与功能，间接参与骨代谢的调节。睾酮是外周芳香化为雌激素的底物，雄激素经成骨细胞上的芳香化酶芳香化后转变为雌激素，与雌激素 α 受体结合，间接发挥抑制骨吸收的作用。睾酮抑制前破骨细胞向破骨细胞转化，还可直接作用于破骨细胞上的雄激素受体，抑制骨吸收。此外，雄激素促进降钙素分泌，抑制 PTH 的作用，抑制 IL-1、IL-6 和 TNF 等细胞因子的作用，也使骨吸收减低。IL-6 直接受雄激素调节，雄激素经特异性受体机制抑制 IL-6 基因启动子的转录活性。

雄激素与男性骨密度呈显著正相关，睾酮水平低下时，成骨细胞活性减弱，破骨细胞数量增多，活性增强，骨骼对 PTH 敏感性增加，血清 1，25- 双羟维生素 D 浓度降低，肠道钙吸收减少，诱发高转换的骨质疏松。

雄激素分泌不足时，骨成熟延缓，导致类无睾体型。雄激素分泌过多时，儿童期骨生长快，骨骺早闭，身材矮小。

4. 大量吸烟会对骨骼有不利影响吗？

不少男士具有吸烟的嗜好，吸烟对于呼吸系统和心血管系统的影响已有较多的研究报道，也引起人们越来越多的关注，如吸烟是肺癌的重要危险因素，但鲜为人知的是，吸烟正成为不明原因的年轻男性骨质疏松的重要诱发因素。研究表明，男性骨质疏松症患者中喜欢吸烟者高达 70%，而对照组仅 63%。相关调查还发现，虽然非吸烟者和吸烟者各部位平均骨密度值差异无显著性，但吸烟男性各部位骨密度分别随吸烟量的增加，吸烟年限的延长而下降。相关研究指出，尤其是当每天吸烟超过 15 支时，持续 15 年以上者，对骨密度有显著影响。吸烟影响骨骼可能与以下机制有关。

(1) 男性骨质疏松症患者中，烟焦油成分诱导肝脏细胞色素 P450 系统，加速雌激素在肝脏的分解代谢，而雌激素对于男性骨密度也有一定的保护作用。

(2) 研究还表明，吸烟导致肠钙吸收率下降，尿钙排出增加。所以吸烟对骨骼是存在不利影响的。

总之，为预防骨质疏松，应远离烟草，倡导健康的生活方式。

5. 大量饮酒会对骨骼有不利影响吗？

大量饮酒（即酗酒）对肝脏、胃、心血管等所造成的危害逐渐被人们了解，但酗酒对骨骼也有诸多不利影响，人们却知之甚少。其一为乙醇对成骨细胞的毒性作用，此毒性作用可以是直接的，也可通过前列腺素 PGE2，尤其是乙醛（乙醇的代谢产物）间接发挥作用。饮酒者峰值骨量低于非饮酒者，而发生骨折的危险度增高。研究提示，男性每周 27 次以上的酒精摄入是髋部骨折的主要风险因素之一。而慢性酒精中毒患者也易于骨折，有时仅轻微外伤即引发骨折，甚至从 X 线平片可发现多发性骨折，且不同年龄组均有体现。有资料表明，

45 岁以下酗酒者中，25% 有椎骨骨折。Scane 等报道，54% 的椎体粉碎性骨折存在继发因素，其中滥用酒精 9%。同时研究还表明，在男性饮酒过量者椎骨或肋骨骨折发生率达 29%，随着饮酒时间和饮酒量的增加，股骨颈骨折发生率也明显增加；其二酗酒还会引起性腺功能减退，直接导致性激素缺乏。而雄激素的缺乏是男性骨质疏松症发生的主要原因之一，会造成骨代谢障碍，骨吸收增加，骨形成减少及骨宽度、骨体积和骨密度下降。维生素 D 作为骨形成的一种营养素，既可以促进钙吸收，又直接参与骨代谢，发挥着重要作用，酗酒则会造成维生素 D 的代谢紊乱。而酗酒所导致的肝损害，也会影响维生素 D 在肝内的活化。

大量饮酒作为男性骨质疏松症患者重要的风险因素之一，应引起人们更多关注，从而倡导良好的生活习惯，有助于人们迈向更健康的未来。

6. 男性骨质疏松症应与哪些疾病进行鉴别诊断？

一般所说的男性骨质疏松症属于原发性骨质疏松症的一种，主要见于 65 岁以上的老年男性，引起男性骨质疏松的主要原因是增龄以及钙调节激素异常。那么，男性骨质疏松症应该与哪些疾病进行鉴别呢？

（1）骨软化症：主要是由于新形成的骨基质不能正常矿化引起的，临床上常有骨痛、活动障碍、骨骼畸形和骨折等表现，与男性骨质疏松症时常混淆，一般从以下几个方面可进行鉴别。

1）实验室检查：骨软化症的患者血钙、磷浓度可降低，血碱性磷酸酶水平常增高。而男性骨质疏松症患者的血钙、磷和碱性磷酸酶值都正常，仅在骨折短期内血碱性磷酸酶可有轻度的升高。

2）骨软化症的患者骨密度可能明显降低，以皮质骨更为明显，骨骼 X 线片提示骨密度低，骨小梁纹理模糊，有毛玻璃样改变，椎体双凹变形，病情严重者，骨盆呈三叶草变形，有假骨折线（多见于耻骨、股骨干上 1/3 和胫腓骨上端）等。而男性骨质疏松症患者的骨密度降低首先发生在骨松质，以后累及骨皮质，骨 X 线片显示全身骨小梁稀疏，椎体可有楔形变或压缩性骨折。

（2）糖皮质激素性骨质疏松：临床上常见于长期糖皮质激素治疗和库欣综合征患者，两者均可出现明显的骨量丢失，常伴有骨质疏松和骨折，部分患者可发生股骨头无菌性坏死。这类患者，血钙、血磷基本正常，血碱性磷酸酶和甲状旁腺激素水平正常或轻度升高，尿钙排量正常或增多。泌尿系结石的发生率高于普通人。

（3）甲状旁腺功能亢进症：甲旁亢患者破骨细胞活性增高，骨吸收增多，成骨细胞活性也增加，因此血骨钙素和碱性磷酸酶水平均增高，而原发性男性骨质疏松的患者血钙、磷正常，血碱性磷酸酶和甲状旁腺素一般正常，显然这两病之间存在显著差异，但是，如果老年男性罹患骨质疏松伴有血钙值增高，应警惕甲旁亢的可能。另外，甲旁亢患者有相应高血钙的症状，比如多饮、多尿、恶心、呕吐等，以及肾脏受累的表现，如血尿、肾绞痛、反复多发性肾结石等。

（4）前列腺癌骨转移：前列腺癌是老年男性常见的恶性肿瘤之一，前列腺癌一旦发生骨转移可引起剧烈疼痛和骨折，若是使用了雄激素剥夺治疗，比如睾丸切除、GNRH 激动剂，骨量可发生明显的丢失，引起骨质疏松。

7. 男性骨质疏松症的治疗原则是什么？

从临床的角度看，骨质疏松的治疗目标是提高骨密度、减轻疼痛、预防骨折、提高生活质量。其中，最重要的是预防初次骨折和再次骨折，这是临床治疗的最终目标。男性骨质疏松症的治疗策略包括基础治疗、药物治疗和外科治疗三方面内容。

（1）基础治疗：包括调整生活方式和骨营养剂的使用，其中调整生活方式有摄入含有充足钙、低盐和适量蛋白质的均衡饮食，恢复正常体重，多晒太阳，多从事户外活动，并养成每天坚持适当体育锻炼的习惯，增加肌力和平衡能力，防止跌倒，同时避免嗜烟、酗酒和长年饮用浓咖啡、浓茶等。骨营养剂是指钙剂和维生素 D，每天钙的推荐剂量是 800mg 元素钙，维生素 D 的摄入有利于肠钙的吸收，推荐剂量是 400 ~ 800U/d。

（2）药物治疗：男性骨质疏松症首选双膦酸盐；髋部骨折或者急性脊柱骨折时可以应用降钙素，减轻疼痛；性腺功能减退者，在没有禁忌症时，可以选用雄激素。双膦酸盐是男性骨质疏松药物治疗的一线药物，能够提高腰椎和髋部骨密度，降低椎体和髋部骨折的发生率，减轻疼痛。双膦酸盐是强力的骨吸收抑制剂，有利于减少骨丢失，应用双膦酸盐时要掌握好给药方式和给药剂量。

（3）外科治疗：一般针对有骨质疏松性骨折的患者，治疗原则是良好的骨折复位，恰当确切的内外固定，合理的功能练习，积极地改善骨质疏松。手术方式的选择要具体考虑骨折的部位、类型和骨质量，还要考虑到患者的整体功能状态及预期生存年限，不强求解剖复位。

8. 阿仑膦酸钠对男性骨质疏松症有效吗?

双膦酸盐能够抑制骨吸收、降低骨转换、减少骨丢失，是男性骨质疏松药物治疗的一线药物。

双膦酸盐抑制骨吸收的作用来源于对破骨细胞的影响，其作用机制如下。

（1）抑制破骨细胞前体的分化和募集，抑制破骨细胞形成，减少破骨细胞数量。

（2）破骨细胞吞噬双膦酸盐，导致破骨细胞凋亡。

（3）沉积于骨组织中的双膦酸盐在发生骨吸收时，从局部释放出来，影响破骨细胞活性。

（4）干扰破骨细胞从骨基质接受骨吸收信号。

（5）通过成骨细胞介导降低破骨细胞活性。双膦酸盐还可能抑制炎性介质前列腺素的合成，发挥镇痛作用。

阿仑膦酸钠与骨紧密结合，埋藏在骨内，其在骨组织中的半衰期约10年，在骨重建过程中，随着骨的吸收与溶解，阿仑膦酸钠逐渐从骨中释放出来，持续发挥对破骨细胞的抑制作用。

临床研究提示，阿仑膦酸钠能够提高腰椎和髋部骨密度，降低椎体和髋部骨折的发生率，减轻骨痛。一项随机对照研究显示，男性骨质疏松症患者使用阿仑膦酸钠治疗 2 年后，用药组腰椎骨密度增加 7.1%，而安慰剂组为 1.8%；用药组股骨颈骨密度增加 2.5%，对照组为 −0.1%，差异显著，用药组椎体骨折发生率明显下降，表明阿仑膦酸钠能有效增加腰椎骨密度，减低椎体骨折风险。

阿仑膦酸钠为第三代双膦酸盐，一般治疗剂量不会引起骨矿化障碍，可每天 10mg 或每周 70mg。每周 70mg 一次顿服更方便，对消化道刺激更小，有效且安全，依从性和耐受性更好。需严格遵照正确地用药方法，清晨空腹 250ml 白水送服，服药后 30 分钟内不能平卧和进食。

9. 哪些男性骨质疏松症患者适合使用雄激素替代治疗？

随着年龄增加，男性体内的血清睾酮水平会逐渐下降，超过 65 岁的老年男性中约有 50% 的睾酮水平低于正常年轻男性的参考范围，根据国外一个长期随访研究报道，80 岁的男性血清睾酮水平只有 30 岁男性的 75%，而睾酮 − 雄激素的协同作用对于维持和增加骨密度是尤为重要的，所以不能忽视老年男性雄激素的水平变化。目前睾酮补充治疗（TST）已经成为治疗男性骨质疏松的重要方法之一，TST 治疗在骨骼、肌肉力量、性功能及心血管等方面都有很大益处，可以明显改善骨质疏松，提高中老年男性的生活质量。但是什么样的男性适用此疗法呢？国外学者认为对于性腺功能减退症且排除其他雄激素治疗禁忌证的男性骨质疏松症患者，可以尝试使用雄激素替代疗法。

10. 哪些男性骨质疏松症患者不适合使用雄激素替代治疗？

对于血睾酮水平不低的男性骨质疏松症患者，不能贸然使用睾酮补充治疗。对于血睾酮水平偏低的男性骨质疏松症患者，也要注意排除是否有雄激素禁忌证。特别要注意的是，使用雄激素类药物可能会有如下不良反应出现。

（1）体液潴留。

（2）良性前列腺增生。

（3）潜在前列腺癌的可能。

（4）潜在心血管事件。

(5) 肝毒性。

(6) 睡眠呼吸暂停症。

(7) 男性乳房发育。

(8) 红细胞增多症。

(9) 皮疹、痤疮。

(10) 睾丸萎缩、不孕不育等。

所以对于既往有上述疾病的患者，一定要综合考虑用药后的利弊比，合理用药，以获得最大的效益。

11. 降钙素对男性骨质疏松症有效吗？

疼痛是男性骨质疏松最常见的临床症状，也是患者就诊的主要原因。疼痛发生的机制如下。

(1) 破骨细胞溶骨所致。

(2) 机械应力造成骨微细结构破坏。

(3) 骨骼变形所致的肌肉疼痛。

(4) 低骨量全身衰竭。

降钙素作为一种破骨细胞的抑制剂，具有调节钙代谢的作用，降钙素治疗短期作用主要表现在可迅速抑制破骨细胞的活性，从而抑制骨吸收；降钙素除了特异性地作用于破骨细胞，减少它的活力和数量外，其还有周围与中枢性的镇痛作用，可激活阿片类受体，抑制疼痛介质及增加 β 内啡肽的释放，阻断疼痛感觉的传导和对下丘脑的直接作用。这样的双重镇痛作用机制使降钙素对各种类型的代谢性骨病疼痛有特殊的治疗效果。所以降钙素对于男性骨质疏松的疼痛具有很好的治疗效果，但男性骨质疏松是一种慢性疾病，需要长期治疗，这个时候降钙素只能短期应用的短板就显现出来了，此时就要根据患者的实际情况更换治疗方案。

（章振林）

第八部分　认识继发性骨质疏松症

1. 什么是继发性骨质疏松？

继发性骨质疏松症是指由于疾病、药物或器官移植等原因，导致骨量减少、骨微结构破坏、骨脆性增加和易于骨折，是骨质疏松的一种类型。引起继发性骨质疏松症的原因很多，临床上常见的有内分泌代谢性疾病、风湿免疫性疾病、肾脏疾病、胃肠道疾病、器官移植、肿瘤性疾病和某些药物等。

继发性骨质疏松症不仅可以见于老年人，也可以发生在青年或中年人，他们常常合并影响骨代谢的疾病，或者在疾病治疗过程中使用影响骨代谢的药物。因此对于这部分患者来说，对于老年继发性骨质疏松症患者，可能既有原发性骨质疏松，也包含继发性骨质疏松的因素。与单纯原发性骨质疏松症相比，他们骨质疏松的情况可能更为严重，也常常被原发病的表现所掩盖，不容易早期发现。

2. 哪些疾病可以引起继发性骨质疏松？

会引起继发性骨质疏松症的疾病很多，大致分为以下几大类。

(1) 内分泌代谢疾病：如甲状旁腺功能亢进、库欣综合征、甲状腺功能亢进、性腺功能减退、女性卵巢切除后、严重的糖尿病、神经性厌食、腺垂体功能减退症、垂体瘤、肾上腺皮质功能减退症等。

(2) 消化系统疾病：如胃大部切除后、炎症性肠病、吸收消化不良综合征、原发性胆汁性肝硬化、空肠－回肠吻合术后、慢性活动性肝炎、肝硬化、慢性胰腺炎等。

(3) 风湿免疫性疾病：如类风湿性关节炎、系统性红斑狼疮、皮肌炎、硬皮病、干燥综合征等。

（4）肾脏及肾小管疾病：如慢性肾炎、慢性肾衰竭、肾小管性酸中毒、肾移植术后、血液透析与腹膜透析。

（5）营养性疾病：如蛋白质－热能营养不良症、维生素缺乏、微量元素缺乏、长期静脉营养支持等。

（6）血液系统疾病：如白血病、淋巴瘤、多发性骨髓瘤、再生障碍性贫血等。

（7）神经肌肉系统疾病：如痴呆、脑"卒中"后肢体瘫痪、重症肌无力、多发性硬化、脑瘫等。

3. 哪些风湿免疫疾病容易引起骨质疏松？

广义的风湿是指关节、关节周围软组织、肌肉和骨骼出现的慢性疼痛，包括感染性、免疫性、代谢性、内分泌性、遗传性、退行性、肿瘤性、地方性、中毒性等多种原因引起的100多种疾病。而狭义的风湿性疾病就是指一组肌肉－骨骼系统疾病，有以下特点。

（1）本质属于自身免疫性病变，通俗地讲就是机体的防御部队不能识别自身的组织和成分，将它们视为"异物"而进行攻击，最终使这些组织受到破坏，影响其功能。

（2）以血管和结缔组织慢性炎症改变为病理基础，所有结缔组织，是由细胞和大量细胞间质构成，细胞间质包括液态、胶体状或固态的基质、细丝状的纤维和不断循环更新的组织液。

（3）病变累及多个系统，晚期常出现多个器官的损害。

（4）通常糖皮质激素治疗效果好。

容易引起骨质疏松的风湿免疫疾病有类风湿关节炎、强直性脊柱炎、系统性红斑狼疮、皮肌炎、硬皮病、干燥综合征、混合性结缔组织病等。风湿免疫疾病患者由于体内炎症反应和（或）免疫调节功能紊乱，破骨细胞与成骨细胞之间的平衡被打破，破骨细胞生成增多，活性增强，而成骨细胞的生成和功能均受到抑制，骨吸收、骨质流失大于骨形成，从而导致骨质疏松的发生。

4. 糖尿病会引起骨质疏松吗？

目前认为 1 型糖尿病可以导致骨质疏松，2 型糖尿病是否为骨质疏松的继发因素尚不能确定，但至少 2 型糖尿病可以促进骨质疏松的发生和发展。为什么糖尿病会引起或加重骨质疏松呢？

首先，高血糖所致的渗透性利尿使钙、磷、镁等从尿中大量排出，而高尿糖又阻碍肾小管对钙、磷、镁的重吸收，导致血清的钙、磷浓度降低，低血钙继发甲状旁腺功能亢进，破骨细胞活性增强，骨质脱钙，骨密度下降；其次，高血糖抑制胰岛素样生长因子合成和释放，对成骨细胞的合成、分化产生不利影响；长期高血糖可使糖尿病患者体内晚期糖基化终末产物不断产生和积聚，抑制骨形成，增加骨吸收，导致骨强度的降低；第三，成骨细胞表面存在胰岛素受体，胰岛素能直接刺激成骨细胞，促进骨胶原合成和骨基质分泌，而糖尿病状态下，体内存在胰岛素的相对或绝对不足，影响骨形成；第四，糖尿病慢性并发症加剧骨量丢失，例如当糖尿病肾病时，可因继发甲状旁腺功能亢进，使骨钙动员增多而导致骨量减少，在糖尿病肾病晚期，肾脏 α 羟化酶活性降低，活性维生素 D 合成减少，钙吸收减少，影响骨矿化过程，从而引起骨质疏松。

糖尿病和骨质疏松症之间关系密切，治疗上首先应针对糖尿病把血糖控制达标。鉴于胰岛素在骨代谢过程中的重要作用，建议在降糖药物选择上尽可能使用胰岛素治疗。而在骨质疏松的治疗上，应根据骨质疏松的类型和临床症状，适当选用骨吸收抑制剂或骨形成刺激剂。糖尿病常规饮食食谱中的钙、镁、锌含量明显不足。糖尿病合并骨质疏松时，除了适当补充钙剂，饮食上尤其要多摄入含钙丰富的食物，如牛奶和奶制品、豆类等。同时加强运动治疗，运动不仅能减少骨量丢失，还可增加肌肉力量，很好地预防骨质疏松。提倡每天半小时的户外运动，根据个人的爱好和条件，选择快走、慢跑、骑自行车等运动方式，既能预防骨质疏松又能改善血糖。

5. 长期甲状腺功能亢进症会导致骨量下降吗？

甲状腺功能亢进症简称"甲亢"，是由于甲状腺合成释放过多的甲状腺激素，造成机体代谢亢进和交感神经兴奋，引起心慌、出汗、进食增多、排便次数增多，而体重减少的病症，部分患者还可有甲状腺肿大、突眼等表现。甲亢也会对骨代谢产生不利的影响：①过量的甲状腺激素可引起破骨细胞和成骨细胞活性均增加，但由于破骨细胞活性增加占主导，促进骨吸收，骨矿盐释放入血增多，导致骨量丢失；②甲亢患者处于高代谢状态，代谢亢进促进蛋白质分解加速，消耗了钙、磷、镁等元素，使之呈负平衡状态；甲亢患者尿液和粪便中钙排出增加，同时肠道内钙吸收减少，导致钙的负平衡；机体为维持血液当中钙浓度正常，动员骨头中的钙释放入血，加剧了骨吸收和骨矿物质的丢失。

因此部分病程长的患者可出现骨矿物质代谢紊乱，骨量下降，临床表现为不同程度的腰腿痛、全身痛，且多发生于负重部位，如腰椎及骨盆。少数病情严重，体重较轻，或绝经期后女性，可表现骨质疏松。

6. 哪些胃肠道疾病可以引起骨质疏松症？

胃肠道功能紊乱可导致各种代谢性骨病，如骨质疏松症、骨软化症（佝偻病）等。胃肠道疾病，如胃大部切除后、炎症性肠病、吸收消化不良综合征、空肠－回肠吻合术后、慢性胰腺炎等，均可引起骨质疏松。胃肠道疾病患者并发骨质疏松的发病机制比较复杂。例如胃切除，可诱发骨质疏松症；胃大部切除后吸收不良综合征患者的骨质疏松与营养不良、维生素 D、维生素 K 和钙吸收障碍等有关。炎症性肠病是一种特殊的慢性肠道炎症性疾病，主要包括克罗恩病和溃疡性结肠炎，由于肠道广泛炎症，矿物质、蛋白质与维生素吸收不良，骨形成不足，加之治疗上需应用糖皮质激素、免疫抑制剂，更是加剧了骨质疏松的严重程度。空肠－回肠吻合术切除的主要是回肠和大部分空肠，故蛋白质、脂肪、糖类、矿物质和维生素 D 的吸收均明显减少，骨病的发生与多种营养素，尤其维生素 D 的缺乏有关。

对胃肠道疾病患者的骨质疏松要采取综合治疗措施。首先要治疗原发的胃肠道疾病，加强维生素 D、钙、磷、蛋白质等营养物质的补充，对于免疫及炎症相关性疾病，应给予抗感染治疗，在此基础上，联合应用促进骨形成、抑制骨吸收的药物。

7. 哪些慢性肝肾疾病可以引起骨质疏松症?

慢性活动性肝炎、酒精性肝硬化、原发性胆汁性肝硬化是引起骨质疏松的三种主要慢性肝病,但任何原因导致的肝硬化,由于营养不良和肝功能障碍,均可发生不同程度的骨骼病变。慢性肝病和胆汁淤积患者出现骨质疏松的原因包括营养不良性体重下降,活动减少,性腺功能减退,维生素 A、维生素 D、维生素 K 代谢障碍,成骨细胞受到抑制,胆汁合成和排出障碍导致的脂肪,钙吸收不良,服用糖皮质激素、甲氨蝶呤等药物等。

肾脏系统疾病对骨代谢的影响,主要表现为肾脏或肾小管病变引起骨矿物质代谢紊乱、骨矿化异常,出现骨软化或佝偻病、骨质硬化、骨质疏松等。相关的疾病有慢性肾衰竭、肾小管性酸中毒、Fanconi 综合征、肾移植术后、血液透析与腹膜透析等。各种原因引起的肾实质性疾病,如慢性肾小球肾炎、慢性肾盂肾炎、多囊肾、肾结核、糖尿病肾病、高血压性肾小球动脉硬化、红斑狼疮等均可发展为慢性肾衰竭。

8. 为什么肿瘤性疾病也可能引起骨质疏松?

引起骨质疏松的肿瘤性疾病包括两大类。

一类是骨骼的原发性肿瘤,又分为良性骨肿瘤、恶性骨肿瘤和骨骼恶性前期病变。良性骨肿瘤包括骨巨细胞瘤、软组织软骨瘤、钙化性腱膜纤维瘤、骨化性纤维黏液瘤、软组织骨瘤、骨纤维瘤、成骨细胞瘤、软骨黏液样纤维瘤等。恶性骨肿瘤包括多发性骨髓瘤、骨肉瘤、骨纤维肉瘤、骨外软骨肉瘤、骨外 Ewing 肉瘤、骨釉质瘤、血管内皮瘤等。骨骼恶性前期病变是指某些可能会发生恶变的骨骼良性病变,如伴骨肿瘤的遗传综合征、Paget 骨病、骨巨细胞瘤、慢性骨髓炎、成骨细胞瘤、骨－软骨瘤、内生软骨瘤等。

另一类是身体其他部位的肿瘤转移到骨,称之为转移性骨肿瘤,如前列腺癌骨转移、乳腺癌骨转移等。转移的肿瘤细胞破坏骨重建,促进骨细胞溶解,引起骨质破坏。

肿瘤会分泌某些细胞因子或骨矿物质代谢调节激素，破骨细胞活性增强，骨质破坏加速，从而导致骨质疏松的发生。同时，大多数抗肿瘤药物均抑制骨形成，损害性腺功能，加上肿瘤患者大多食欲减退，食量下降，维生素 D 缺乏和体质消耗，很容易并发骨质疏松症。

9. 哪些药物可能引起骨质疏松症？

临床常见骨质疏松症中，并非均由于钙、维生素 D 缺乏或疾病引起，其中有 8.6% ～ 17.3% 是由药物引起体内矿物质及维生素 D 代谢紊乱所致，临床上称之为药物性骨质疏松症。以药物种类排序，能引起该症药物中糖皮质激素居首位。长期大剂量使用糖皮质激素可促进蛋白质分解，增加钙磷排泄，减少蛋白质合成，使骨基质形成障碍；抑制成骨细胞增生，促进其凋亡，减少骨骼中活性成骨细胞成分，导致骨生成能力下降，而且可使成骨细胞不能正常募集到骨侵蚀表面，使得被破骨细胞吸收的骨面未能及时被修复，造成骨质的丢失，导致骨质疏松。生化检查提示骨代谢呈现低骨形成和高骨吸收的状况。国外学者研究发现，在长期服用糖皮质激素的患者中，发生自发性骨折者高达 8.3% ～ 17.9%。

其他药物还有抗癫痫药物、甲状腺素、含铝的抗酸剂、化疗药物和肝素。甲状腺素是引起骨质疏松症第三常见药物。它能与生长激素协同促进骨骼的生长成熟，但使用过量却会造成钙磷转运失衡，呈现负钙平衡状态而引起骨骼脱钙、骨吸收增加，最终引起骨质疏松。

10. 抗癫痫药物会引起骨质疏松吗？

抗癫痫药物（苯妥英钠、苯巴比妥等）是引起药物性骨质疏松症第二常见的药物，可因其促进维生素 D 降解及减少消化道对钙的吸收而致低钙血症，使骨钙减少，出现骨质疏松症或者自发性骨折。通常在用药后半年才出现临床症状，故该用药人群应口服补充维生素 D 和钙剂。服用抗癫痫药物的患者可以改用苯妥英钠外的其他药物，或是增加钙的摄入量。但是补充钙并不足以抵消苯妥英钠所造成的骨质流失，这可能是因为苯妥英钠导致骨质疏松还存在其他机制。那么，对于已经有严重骨质疏松症的患者，可考虑选择不会影响钙吸收及骨代谢的其他药物来控制癫痫病的发作。

11. 哪些乳腺癌治疗药物会导致骨量下降？

大多数乳腺癌患者术后需要接受 4～8 个周期的化疗，化疗不仅会引起骨髓抑制、胃肠道反应、脱发等不良反应，而且还可引起月经紊乱甚至卵巢早衰、提前绝经等，而绝经会加速骨量的丢失。此外化疗药物亦可能对骨有直接的不良作用。近年来，乳腺癌内分泌治疗受到了越来越多的重视，有关乳腺癌的内分泌治疗正在发生深刻变化。随着第三代芳香化酶抑制剂（阿那曲唑、来曲唑等）和卵巢功能抑制剂（戈舍瑞林）的研发成功，对乳腺癌的治疗效果愈发明显，并逐渐成为乳腺癌辅助内分泌治疗的重要手段。但是，当内分泌药物在成功控制乳腺癌病程的同时，带来的骨量减低和骨折风险增加也引起人们关注。骨折一旦发生，不仅给患者带来巨大的痛苦，而且明显影响患者的活动，进一步加重骨质疏松症病情的发展。因此，在内分泌治疗乳腺癌的同时维护患者的骨骼健康，预防其引起的骨质疏松症，作为提高患者生活质量的重要组成部分已日益受到重视。

12. 哪些前列腺癌治疗药物可能与骨质疏松有关？

前列腺癌是西方国家男性最常见的恶性肿瘤，是美国男性排第二位的致死性肿瘤。近年我国前列腺癌发病率明显增加，并有逐年增高的趋势。去势治疗即雄激素剥夺治疗（androgen deprivation therapy，ADT）是转移性前列腺癌的标准一线治疗方法，提高了高风险局限性前列腺癌患者的生存率。

去势治疗包括双侧睾丸切除手术去势和应用促黄体释放激素类似物（LHRH-A）药物去势。ADT 治疗大幅度降低了患者体内雄激素水平，雄激素水平在 ADT 开始后迅速下降，在 2～4 周降到去势水平（小于正常值的 5%）。

由于性激素在骨生成和维持骨量方面起重要作用，前列腺癌患者行手术或药物去势治疗后，随着体内睾酮及其经芳香化酶催化产生的雌二醇水平的急剧下降，患者会出现骨矿物质密度降低，骨质疏松的发病率增加，甚至会出现骨折。ADT 也减少了雌二醇水平，成骨细胞、骨细胞、破骨细胞表面表达有丰富的雄激素受体、雌激素受体，雄激素及由之转化产生的雌激素通过作用于上述受体对骨的形成和吸收起调控作用。近年，雌激素调节男性骨质完整的作用受到重视。通常，雌激素缺乏通过延长破骨细胞的寿命和减少成骨细胞和骨细胞的寿命来加快骨转换。这种作用导致骨质疏松的进展，并增加了骨折的发生率。

（侯建明）

第九部分 重视糖皮质激素相关的骨质疏松

1. 糖皮质激素性骨质疏松为什么是最常见的继发性骨质疏松症?

糖皮质激素被广泛用于治疗慢性非感染性炎性疾病（包括结缔组织病）、过敏性疾病、风湿免疫性疾病及器官移植后的患者，即使是生理剂量的糖皮质激素也可引起骨丢失，所以在继发性骨质疏松症患者中，糖皮质激素相关的骨质疏松占了很大比例，是最常见原因。

2. 糖皮质激素为什么会导致骨质疏松?

糖皮质激素通过多种途径导致骨质疏松，主要途径有以下几点。

（1）糖皮质激素抑制小肠对钙、磷的吸收，增加尿钙排泄，引起继发性甲状旁腺功能亢进症，持续的甲状旁腺素（PTH）水平增高可促进骨吸收。

（2）糖皮质激素可降低垂体促性腺激素分泌，间接引起雌激素及雄激素合成减少，而雌激素及雄激素是保护骨骼的。

（3）长期应用糖皮质激素可直接抑制成骨细胞增生、骨基质胶原和非胶原蛋白的合成。

（4）糖皮质激素引起的肌病及肌力下降也可导致骨丢失。

3. 糖皮质激素对骨骼有安全剂量吗?

糖皮质激素对骨骼没有安全剂量，长期使用略高于 2.5mg/d 的泼尼松也与骨折危险性增高相关。一般来说，糖皮质激素对骨骼的作用呈剂量和时间依赖性，也就是说：剂量越大或应用时间越长，越容易发生骨质疏松。研究证实全身性应用相当于泼尼松 7.5mg/d 以上剂量的糖皮质激素，2~3 个月即可导致显著的骨丢失和骨折危险性增加。

4. 糖皮质激素对骨骼的影响与疗程有关吗?

当然,在同样的剂量条件下,糖皮质激素的疗程越长,越容易导致骨质疏松。

5. 哪些临床科室应关注糖皮质激素性骨质疏松?

风湿免疫科、肾脏病科、呼吸科、消化科、内分泌科、皮肤科、骨科都会经常面对内源性或外源性糖皮质激素过多的患者,这些科室的医师应关注糖皮质激素性骨质疏松。

6. 有哪些措施能够防治糖皮质激素性骨质疏松?

(1)一般措施:尽量减少糖皮质激素用量,或改为非口服或非注射途径给药,或换用其他免疫抑制剂。保证营养和足够的饮食钙摄入,适当的负重体育活动,戒烟,避免酗酒。

(2)补充钙剂与维生素 D 制剂:单独使用钙剂并不能预防患者骨丢失,应将钙剂与维生素 D 制剂联合使用。

(3)药物治疗:糖皮质激素用量较大、疗程较长的患者,应给予更为有效的抗骨质疏松药物治疗。可用的药物有骨吸收抑制剂和骨形成促进剂,包括双膦酸盐类、甲状旁腺素氨基端片段等。

7. 阿仑膦酸钠对糖皮质激素性骨质疏松症有效吗?

阿仑膦酸钠能抑制破骨细胞活性、增加骨密度、降低椎体骨折危险性,是糖皮质激素性骨质疏松预防及治疗的一线用药。

8. 什么时候该使用双膦酸盐类药物来防治糖皮质激素性骨质疏松?

全身性应用相当于泼尼松 7.5mg/d 或以上剂量的糖皮质激素,预计使用超过 3 个月,且骨密度 T 评分 < −1,部分指南建议骨密度 T 评分 < −1.5,开始使用糖皮质激素时就应该使用双膦酸盐类药物。

9. 有哪些指标来评价药物对糖皮质激素性骨质疏松的疗效?

　　对长期应用糖皮质激素治疗、接受抗骨质疏松药物治疗的患者应每3～4个月测定血、尿的骨转换标志物,每6～12个月监测骨密度,以判断药物的效果。

（张克勤）

第十部分 骨质疏松症的基本防治措施（含营养饮食）

1. 骨质疏松症的基本防治措施主要包括哪些方面？

骨质疏松症的基本防治措施包括两个方面。

（1）基础措施

1）调整生活方式：①富含钙、低盐和适量蛋白质的均衡膳食；②注意适当户外活动，有助于骨健康的体育锻炼和康复治疗；③避免嗜烟、酗酒和慎用影响骨代谢的药物等；④采取防止跌倒的各种措施。

2）骨健康基本补充剂——钙剂和维生素 D：绝经后妇女和老年人每天钙摄入推荐量为 800 ～ 1000mg，平均每天应药物补充的元素钙量为 500 ～ 600mg。钙剂治疗骨质疏松症，应与其他药物联合使用，钙剂选择要考虑其安全性和有效性。维生素 D 有利于钙在胃肠道的吸收。成年人推荐剂量为 200 ～ 400U（5 ～ 10μg）/d，老年人因缺乏日照以及摄入和吸收障碍常有维生素 D 缺乏，推荐剂量为 400 ～ 800U（10 ～ 20μg）。维生素 D 应用时应注意个体差异和安全性，定期监测血钙和尿钙，酌情调整剂量。

（2）药物治疗

1）药物治疗适应证：①已有骨质疏松症或已发生过脆性骨折；②已有骨量减少并伴有骨质疏松症危险因素者。骨质疏松症药物治疗应在医生指导下应用。

2）骨质疏松药物治疗包括：①抗骨吸收药物：如双膦酸盐类、降钙素类、选择性雌激素受体调节剂（SERMs）、雌激素类等；②促进骨形成药物：如甲状旁腺激素（PTH）；③其他药物：如活性维生素 D、维生素 K、中药、植物雌激素等。

2. 哪些食物含有丰富的钙质？

钙剂是骨质疏松症的基本防治措施，骨质疏松症患者可通过食物增加钙质吸收，这是最好的补钙方法。常见的富含钙的食物有以下几种。

（1）乳类与乳制品：牛、羊奶及其奶粉、乳酪、酸奶、炼乳。

（2）豆类与豆制品：黄豆、毛豆、扁豆、蚕豆、豆腐、豆腐干、豆腐皮、豆腐乳等。

（3）鱼、虾、蟹类与海产品：鲫鱼、鲤鱼、鲢鱼、泥鳅、虾、虾米、虾皮、螃蟹、海带、紫菜、蛤蜊、海参、田螺等。

（4）肉类与禽蛋：羊肉、猪脑、鸡肉、鸡蛋、鸭蛋、鹌鹑蛋、松花蛋、猪肉松等。

（5）蔬菜类：芹菜、油菜、胡萝卜、萝卜缨、芝麻、香菜、雪里蕻、黑木耳、蘑菇等。

（6）水果与干果类：柠檬、枇杷、苹果、黑枣、杏脯、橘饼、桃脯、杏仁、山楂、葡萄干、胡桃、西瓜子、南瓜子、桑葚干、花生、莲子等。

在进食富有钙质的食物中，牛奶不仅含钙量高，而且其中的乳酸能促进钙的吸收，是最好的天然钙源。海米营养丰富，富含钙、磷等微量元素。油菜的钙、铁含量十分丰富。黑芝麻补钙优于白芝麻。进食富含钙质食物时应注意：食物保鲜，炒菜时间宜短，菠菜、茭白、韭菜都含草酸较多，宜先用热水浸泡片刻以溶去草酸，以免与含钙食品结合成难溶的草酸钙。

3. 上了年纪别摔跤，哪些是摔跤的危险因素？

上了年纪摔跤的危险因素包括以下几点。

（1）环境因素：如光线暗、路上障碍物、地毯松动、卫生间缺乏扶手、路面滑等。

（2）健康因素：如年龄、女性、心律失常、视力差、应激性尿失禁、以往跌倒史、直立性低血压、行动障碍、药物（如睡眠药、抗惊厥药及影响精神药物等）、久坐、缺乏运动、抑郁症、精神和认知能力疾患、焦急和易冲动、营养不良、维生素 D 不足。

（3）神经肌肉因素：如平衡功能差、肌肉无力、驼背、感觉迟钝等。

（4）恐惧跌倒：因此对上了年纪的骨质疏松老年患者，应注意避免以上危险因素，防止摔跤，预防骨折发生。

4. 警惕哪些"事故多发地"，不给摔跤留机会？

骨质疏松症患者要警惕"事故多发地"，研究显示，摔跤最常见于公共场所，其次是家里，如卫生间、浴室、厨房等地。减少摔跤需注意以下几点。

（1）选择适当的辅助工具，使用合适长度、顶部面积较大的拐杖，将拐杖、助行器及经常使用的物件等放在触手可及的位置。

（2）熟悉生活环境：道路、厕所、路灯以及紧急时哪里可以获得帮助等。

（3）衣服要舒适，尽量穿合身宽松的衣服，鞋子要合适，鞋对于老年人而言，在保持躯体的稳定性中有十分重要的作用。老年人应该尽量避免穿高跟鞋、拖鞋、鞋底过于柔软以及穿着时易于滑倒的鞋。

（4）调整生活方式：避免走过陡的楼梯或台阶，上下楼梯、如厕时尽可能使用扶手；转身、转头时动作一定要慢；走路保持步态平稳，尽量慢走，避免携带沉重物品；避免去人多及湿滑的地方；使用交通工具时，应等车辆停稳后再上下；放慢起身、下床的速度，避免睡前饮水过多以致夜间多次起床；晚上床旁尽量放置小便器；避免在他人看不到的地方独自活动。

（5）有视、听及其他感知障碍的老年人应佩戴视力补偿设施、助听器及其他补偿设施。

（6）将经常使用的东西放在不需要梯凳就能够很容易伸手拿到的位置，尽量不要在家里登高取物；如果必须使用梯凳，可以使用有扶手的专门梯凳，千万不可将椅子作为梯凳使用。

（7）老年人要加强膳食营养，保持均衡的饮食，适当补充钙剂和维生素D。

5. 如何改善自身健康，防止摔跤？

骨质疏松症患者改善自身健康，防治摔跤需做到以下几点。

（1）增强防跌倒意识，加强防跌倒知识和技能学习。

（2）坚持参加规律的体育锻炼，以增强肌肉力量、柔韧性、协调性、平衡能力、步态稳定性和灵活性，从而减少跌倒的发生。

（3）合理用药：请医生检查自己服用的所有药物，按医嘱正确服药，不要随意乱用药，更要避免同时服用多种药物，并且尽可能减少用药的剂量，了解药物的不良反应且注意用药后的反应，用药后动作宜缓慢，以预防跌倒的发生。

6. 万物生长靠太阳，拥抱阳光对骨骼健康也有益吗？

维生素 D 对钙质吸收至关重要，阳光中的紫外线在维生素 D 的生理代谢中起着非常关键的作用。人体维生素 D 主要来源于皮肤中的 7- 脱氢胆固醇，经阳光中的紫外线照射转变为胆骨化醇，即内源性维生素 D3，维生素 D3 先在肝脏转变为 25- 羟胆骨化醇，然后在肾脏进一步转变为 1，25- 双羟胆骨化醇，成为具有生物活性维生素 D。活性维生素 D 的作用为促进钙质吸收，预防骨量丢失，增强肌力，预防跌倒，降低骨折发生危险性。

骨质疏松症患者接受阳光照射时应注意：

（1）每天坚持晒太阳不少于 15 ～ 30 分钟。

（2）每天晒太阳的时间应该选择在上午 10 时至下午 2 点之间，因为这段时间阳光的紫外线充足，然而，对于有皮肤癌或光过敏的患者，应避免强烈的阳光照射。

（3）晒太阳时最好暴露充分的皮肤，且避免使用高 SPF 值得防晒霜，以促进维生素 D 的合成。

7. 哪些锻炼方式有利于保护骨骼健康？

一些骨质疏松症患者害怕锻炼可能增加骨折风险，实际上，适当与适度锻炼有助于预防骨质疏松。有利于保护骨骼健康锻炼方式包括以下三种。

（1）有氧耐力运动：如慢跑、快走、踏车和登台阶等，可直接起到刺激骨形成和抑制骨吸收的作用，增强背部、臀部和腿部的肌肉力量，使骨骼能更合理地支撑身体重量。

（2）肌力训练：以杠铃、哑铃为代表的等张运动和用力对抗抵抗物而不发生移动的等长运动，以及需要专用设备的运动，有助于加强手臂和脊柱肌肉的力量，减少骨骼内矿物质的流失。

（3）平衡和灵活性训练：如体操、舞蹈、太极拳、游泳等，是预防跌倒、防止髋部骨折的重要运动方式。

骨质疏松症患者锻炼时需要注意：①要根据个体不同年龄、健康状况、体力和运动习惯等掌握活动量。开始运动要缓慢进行，若感到不适应立即调整；②掌握好呼吸和动作节奏，呼吸要自然充分，不要憋气。不要过分低头甩头，动作上下起伏不宜过大。运动时掌握好身体重心，防止失重跌倒；③运动量不要超过自身的承受能力，以防发生意外；④锻炼时衣物、鞋帽应舒适、宽松；⑤运动强度以微汗、舒适，第二天不疲劳为宜。

（李玉坤）

第十一部分　骨骼健康的基石——钙

1. 我国人群钙质摄入量足够吗?

2002 年中国居民营养与健康状况调查显示,目前我国城市居民平均每天钙摄入量只有 400mg 左右,距中国营养学会制定的推荐量 800～1000mg/d 相差甚远,90% 左右人群存在钙摄入量不足。

2. 每天补充多少钙质才能对骨骼健康有利?

正常新生儿的骨骼含钙量为 20～30g,成年人骨钙含量为 1200g 左右。在这约 30 年的生长发育过程中,平均每天的骨钙增长量大致在 110mg 左右,人体每天从尿液中排出 100～200mg 钙,也就是说,每天从消化道进入血循环的元素钙至少应该在 200～300mg 才能保证骨钙增长的需要。饮食摄入钙的生物利用度在 20%～30%,因此推算人体每天必须通过饮食摄入元素钙的大致范围应该在 700～1500mg。

3. 每种钙剂到底含有多少钙量?

不同类型钙剂含钙量如下:碳酸钙 40%,氯化钙 27%,磷酸氢钙 23.3%,醋酸钙 22.2%,枸橼酸钙 21.1%,柠檬酸钙 21.0%,乳酸钙 13.0%,L- 苏糖酸钙 13.0%,葡萄糖酸钙 9.0%。例如 1 片钙尔奇 D 含碳酸钙 1500mg,碳酸钙含 40% 的元素钙,1500×40% = 600mg,即 1 片钙尔奇 D 所含的元素钙为 600mg。

4. 您采用恰当的服钙时机和方法了吗?

机体在一定时间范围内处理钙剂存在一定的阈值,即超过机体的处理能力后,钙剂不会被机体有效吸收与利用,因此分次服用较单次服用吸收率高。进餐时胃酸分泌较多，餐后服用钙剂吸收较好。机体后半夜的血钙依赖于骨钙的释放，晚上补钙可以有效地预防钙从骨骼转移到血液中。

5. 所有人都适合补钙吗？哪些人不能补钙？

维生素 D 缺乏、儿童、青少年、妊娠、哺乳、骨质疏松症者应给予生理补充和治疗补充钙剂，而高钙血症、高磷血症、骨质硬化、严重冠心病、肾结石者应慎用或不予补充钙剂。

6. 钙剂不能与哪些药物或食物同服？

富含植酸与草酸的食物，可与钙离子形成易于沉淀的钙盐，阻碍肠钙吸收，如全麦、麸皮、菠菜、苋菜等，烹饪时可将菠菜、苋菜在沸水中过一下，除去部分草酸，可以提高钙的吸收。钙剂不宜与含油脂过多的食物同食，油脂分解后生成的脂肪酸与钙结合后不易吸收。大量饮用含酒精和咖啡因的饮料以及大量吸烟，均会抑制钙剂的吸收。

钙剂不宜与碱性药物及洋地黄类药物合用，钙剂与噻嗪类利尿药合用时，因增加肾小管对钙的重吸收而易发生高钙血症。

7. 补钙会导致肾结石吗？

肾结石以草酸钙结石多见，临床研究表明钙量摄入高者，其肾结石发生减少，其机制是膳食中多量的钙和肠道草酸结合成草酸钙，不被吸收由粪便排出，这样尿中草酸含量低，形成肾结石的机会就减少。既往的多项大型研究结果均证明摄入适量的钙是安全的，在不超过推荐剂量的前提下，钙摄入量越高，尿草酸盐浓度越低，肾结石的形成就越少。然而，对于 24 小时尿钙排泄过多的患者，或肾小管酸中毒导致尿液呈现碱性的患者，应慎用过多的钙剂，以免增加肾结石的风险。

8. 患有肾结石时，还可以补钙吗？

患有肾结石的骨质疏松症患者，应在医生指导下个体化补钙，优先从饮食

中补钙，可监测 24 小时尿钙，男性 24 小时尿钙超过 350mg，女性超过 300mg
者则不宜补钙，同时要监测肾脏 B 超，如有腰痛等临床症状者、肾结石逐渐增
大者也不宜补钙。

9. 补钙会不会增加心血管疾病的风险？

补钙和心血管事件的关系尚未定论，现有大多数研究不支持补钙会增加心
血管事件。对于一般人群的补钙剂量不宜过大，应对患者每天来源于饮食中的
钙摄入量进行评估后再决定钙剂的补充剂量，全天摄入钙量不宜超过 2000mg。
有明确的血管异位钙化和严重动脉粥样硬化的患者，优先从饮食中补钙。充足
的维生素 D 可以降低心血管事件的风险，钙与维生素 D 的联用比单纯补钙更安
全有效。

（吴　文）

第十二部分　不简单的维生素 D

1. 维生素 D 仅仅是维生素吗？

维生素 D 不仅仅是一种脂溶性维生素，更是重要的甾体类激素，与健康关系较密切的是维生素 D2 和维生素 D3。人体的维生素 D 主要由皮肤经紫外线照射后产生。维生素 D 本身无生物活性，必须在肝脏和肾脏经过两步连续的羟基化过程成为有活性的维生素 D（1，25- 双羟维生素 D）。

活性维生素 D 可以促进小肠黏膜对钙、磷的吸收和转运，同时也促进肾小管对钙和磷的重吸收。在骨骼中，活性维生素 D3 既有助于新骨的矿化，又能促进钙由骨质中游离出来，从而使骨质不断更新，同时，又能维持血钙的平衡。由于活性维生素 D（1，25- 双羟维生素 D）在肾脏合成后进入血循环，作用于小肠、肾小管、骨组织等远距离的靶组织，基本上符合激素的特点，故维生素 D 应归入类固醇激素。

近年来发现，许多组织细胞，如免疫细胞、胰腺细胞、乳腺细胞、神经细胞、肌肉细胞等也可将 25- 羟维生素 D 转变成 1，25- 双羟维生素 D。这些肾外来源的骨化三醇，作用于细胞周围的某一部位，所以按照其作用方式也可以认为是一种细胞因子。

2. 维生素 D 是从哪里生成的？

天然的维生素 D 有两种，麦角钙化醇（D2）和胆钙化醇（D3）。植物油或酵母中所含的麦角固醇（24- 甲基 -22 脱氢 -7- 脱氢胆固醇），经紫外线激活后可转化为维生素 D2。人体中的维生素 D 主要是维生素 D3，由皮下的 7- 脱氢胆固醇，经紫外线照射后转化为维生素 D3，因此麦角固醇和 7- 脱氢胆固醇常被称作维生素 D 原。食物中的维生素 D2 和维生素 D3 可在小肠吸收，经淋巴管吸收入血，主要被肝脏摄取，然后再储存于脂肪组织或其他含脂类丰富的组织中。而人类多晒太阳是预防维生素 D 缺乏的主要方法之一。维生素 D2 及维生素 D3 皆为无色油状液体，性质比较稳定，不易破坏，不论维生素 D2 或维生素 D3，本身都没有生物活性，它们必须在体内进行一系列的代谢转变，才能成为具有活性的物质。这一转变主要是在肝脏及肾脏中进行的羟化反应，首先在肝脏羟化成 25- 羟维生素 D，然后在肾脏进一步羟化成为 1, 25- 双羟维生素 D，后者是维生素 D 在体内的主要活性形式。

3. 食物里有维生素 D 吗？

自然界中只有很少的食物含有维生素 D。动物性食品含有少量的天然维生素 D，以下食物中含有较丰富的维生素 D。

（1）富含脂肪的鱼类：如鲑鱼、鳟鱼、鲭鱼、金枪鱼、鳗鱼、三文鱼等，是维生素 D 的良好来源。一份 3 盎司红鲑鱼片含大约 450 国际单位的维生素 D。金枪鱼和沙丁鱼罐头也含有维生素 D，而且通常比新鲜的鱼来得便宜，具有较长的保质期，食用起来也方便快捷。罐装淡金枪鱼的维生素 D 大约为 37.5 国际单位 / 盎司，而长鳍金枪鱼罐头约 12.5 国际单位 / 盎司，沙丁鱼罐头中每两条沙丁鱼就含有 40 国际单位。

（2）动物肝脏：如鸡肝、鸭肝、猪肝、牛肝、羊肝等。

（3）蘑菇：圆白蘑菇也有能力自身合成维生素 D，这是因为紫外线能促进维生素 D 的生产。蘑菇接受紫外线照射几小时后，其维生素 D 会增加 4 倍。

（4）牛奶：无论全脂还是脱脂的牛奶都含天然维生素 D。

（5）鸡蛋：是强大的营养库，蛋黄中含有丰富的维生素 D，蛋白又是优质蛋白。

（6）瘦肉、坚果中含微量的维生素 D。

4. 维生素 D 对钙平衡有怎样的调节作用？

正常人体血钙浓度被严格调控在 2.25 ～ 2.75mmol/L。血钙浓度低于此水平,将提高神经传导的兴奋性;若浓度过低,可能引起低血钙症,出现手足抽搐、感觉异常,严重者可出现喉痉挛、呼吸和心律异常,甚至导致死亡。若血钙过高则会导致高钙血症,出现疲乏、软弱、恶心、呕吐和体重下降等症状。

人体内的钙平衡调节主要在三个部位:肾脏、骨骼和胃肠道。紫外线作用于皮肤中的 7- 脱氢胆固醇产生维生素 D3。植物来源的维生素 D 以维生素 D2 的形式存在,与维生素 D3 在结构上相似。血循环中维生素 D2、维生素 D3 与维生素 D 结合蛋白结合,其中一部分沉积于脂肪细胞储存,其他部分转运往肝脏。在肝脏中,维生素 D 被羟基化形成骨化二醇(25- 羟维生素 D),然后由肝脏转运到肾脏进一步羟基化,形成 1,25- 双羟维生素 D 即活性维生素 D,其主要功能是调节钙平衡。1,25- 双羟维生素 D 可与小肠黏膜内 1,25- 双羟维生素 D 靶细胞的特异受体结合,形成维生素 D 结合蛋白钙,促进钙离子由上皮的黏膜侧转运到浆膜侧,经毛细血管吸收到血内;1,25- 双羟维生素 D 可促进肾小管近端对钙、磷的回吸收,以提高血钙、磷的浓度;1,25- 双羟维生素 D 能促进间充质干细胞分化成破骨细胞,促进骨吸收,同时使骨质中的矿盐溶解,提高血钙、磷浓度;1,25- 双羟维生素 D 也能直接刺激成骨细胞,促进骨形成。

5. 维生素 D 对肌肉力量有作用吗?

肌纤维母细胞,尤其是 II 型肌纤维是肌肉组织再生的主要肌纤维。肌纤维母细胞中含有大量的维生素 D 受体,能接受维生素 D 的信号,使肌肉组织的蛋白质合成增加,II 型肌纤维数目增加,肌纤维增粗,使肌肉强健有力;维生素 D 缺乏可以明显降低肌力和运动能力。研究显示,给虚弱的老年人每天补充维生素 D 800U,2 个月后,平衡指数 - 身体摇摆度(一种预测摔倒危险的指标)增加 9%。还有一项研究表明,虚弱的老年妇女每天补充维生素 D 800U,摔倒的危险性降低 49%。总之,补充充足剂量的普通或活性维生素 D 可以明显增加肌力、改善肌肉功能、降低跌倒风险,从而可能降低骨折发生率。

6. 维生素 D 对骨骼有哪些重要的作用？

维生素 D 对骨骼的主要作用有以下几点。

（1）促进小肠对钙质的吸收，维持正常的血钙、磷浓度。

（2）促进人体骨骼及牙齿的生长，对于骨骼完整性及正常矿化的维持，非常重要。维生素 D 尤其对正处于快速成长发育期的儿童、青少年以及对钙需求比较大的人群，如孕妇、老年人、不常晒太阳的人群等极为重要。

（3）调节骨骼合成及分解代谢，其主要是通过调节矿盐代谢，刺激成骨细胞的活性，使骨盐沉积和骨形成加速。大剂量维生素 D 又可以刺激破骨细胞，增加骨吸收，升高血钙水平。

（4）维生素 D 的浓度受甲状旁腺素（PTH）密切调节，PTH 可促进肾脏生成活性维生素 D，从而进一步促进小肠对钙离子的吸收。

7. 维生素 D 对骨骼以外的其他组织有什么作用？

（1）免疫调节作用：活性维生素 D，即 1，25- 双羟维生素 D 对免疫系统具有广泛作用。绝大多数与免疫系统功能有关的细胞都含有维生素 D 受体。在固有免疫中，1，25- 双羟维生素 D 能够介导单核细胞进一步分化成熟为巨噬细胞，刺激巨噬细胞产生免疫抑制剂——前列腺素 E2，下调粒细胞 - 巨噬细胞集落刺激因子的表达，以及抑制巨噬细胞分泌炎症细胞因子和趋化因子；1，25-双羟维生素 D 也可直接调节抗微生物肽基因表达，上调抗菌肽（CAMP）和 β - 防御素 2 的表达，从而调节固有性免疫应答反应。在适应性免疫中，1，25- 双羟维生素 D3 影响活化 T 细胞分化，能减少 IL-2 和 IFN-γ 的分泌，抑制 Th1 细胞反应；通过增加 IL-4、IL-5 和 IL-10 分泌，促进 Th2 细胞反应；促进 Th1 细胞向 Th2 细胞转化；通过调节 Th 细胞，间接作用于 B 细胞，抑制活化 B 细胞的增殖和 Ig 的产生。

（2）下调肾脏肾素生成：维生素 D 缺乏是慢性肾脏病（CKD）发生的危险因素。慢性肾脏病时，肾组织局部肾素 - 血管紧张素系统（RAS）激活，肾素血管紧张素 Ⅱ（Ang Ⅱ）浓度增加，促进肾小球毛细血管收缩，增加肾小球毛细血管压力。维生素 D 可抑制肾素的生物合成，从而对肾脏起到保护作用，并有益于高血压的控制，进一步保护肾脏。

（3）刺激胰腺 β - 细胞分泌胰岛素：胰岛细胞不仅含有维生素 D 受体，也含 1α - 羟化酶，可将 25OHD 直接转化为 1，25- 双羟维生素 D。维生素 D 作用于胰岛细胞上的维生素 D 受体，可直接激活胰岛素基因的表达，促进病变胰岛分泌胰岛素，有利于糖尿病的治疗。

（4）抗肿瘤作用：乳腺、前列腺、结肠癌等多种肿瘤细胞也能表达维生素 D 受体，当其与维生素 D 结合后，能调控 60 多种基因的表达，从而调控细胞分化、抑制增生、调控细胞周期。1，25- 双羟维生素 D 可阻滞肿瘤细胞于 G1 期，使进入 S 期的细胞数下降，从而抑制肿瘤细胞生长。1，25- 双羟维生素 D 可通过上调胰岛素样生长因子结合蛋白的表达，下调胰岛素样生长因子的活性，干扰胰岛素样生长因子 1 促进有丝分裂作用，从而起到诱导肿瘤细胞凋亡的作用。1，25- 双羟维生素 D 还可增加转化生长因子 β 生成，改变细胞对表皮生长因子受体的敏感性，进而抑制肿瘤细胞生长。1，25- 双羟维生素 D 也可通过下调促癌基因 C-myc 基因的表达而产生抑癌作用。

（5）神经保护作用：中枢神经系统存在维生素 D 受体和维生素 D 代谢酶。1，25- 双羟维生素 D 能够作用于神经组织细胞，调节多种神经营养因子的合成，如神经生长因子、神经营养因子 -3、胶质细胞源性神经营养因子。1，25- 双羟维生素 D 能够提高神经递质合成酶的活性，如乙酰胆碱转移酶和酪氨酸羟化酶，促进神经递质合成。1，25- 双羟维生素 D 也能够上调 γ - 谷氨酰基转移酶的表达水平，增加谷胱甘肽含量，从而对神经系统起到抗氧化损伤的作用。维生素 D 缺乏可能增加抑郁症、精神分裂症、认知障碍和孤独症谱系障碍等心理疾病的风险。

（6）心血管保护作用：维生素 D 可能通过影响机体的获得性免疫和自然免疫、抑制炎症反应，延缓动脉粥样硬化进展，下调肾素 - 血管紧张素 - 醛固酮系统活性，降低血压，抗心肌肥大和增生等，从而发挥心血管的保护作用。

8. 通过什么检查项目能知道维生素 D 的营养状况是否充足？

维生素 D 的营养状况可以通过直接检测血清 25OHD 浓度，来进行判断。多数研究认为，血清 25OHD 浓度为 ≥ 30ng/ml，提示维生素 D 充足，25OHD ≤ 20ng/ml 提示维生素 D 缺乏，25OHD 浓度为 21 ~ 29ng/ml 时，提示维生素 D 不足。

直接检测血清 25- 羟基维生素 D 浓度的方法有：①高效液相色谱法：该检测实验条件要求高且费时，试剂纯度要求高，价格昂贵；②电化学发光法：该检测仪器精确度高，试剂配套条件高，仪器昂贵；③酶联免疫法：该检测仪器相对便宜，但是操作条件要求高，准确性差。

间接评估维生素 D 营养状况的方法有：①血液生化检查：维生素 D 缺乏时，血钙可正常或偏低（成人正常 2.10 ~ 2.55mmol/L，儿童正常 2.20 ~ 2.70mmol/L）；血磷降低（成人正常 0.87 ~ 1.45mmol/L，儿童正常 1.15 ~ 1.78mmol/L）；②碱性磷酸酶测定：该指标为常用指标，但缺乏特异性，且受肝脏疾病影响较大。近年来提倡骨特异性碱性磷酸酶测定，正常参考值为 ≤ 200μg/L。血清中碱性磷酸酶以骨碱性磷酸酶为主，为成骨细胞所分泌，当维生素 D 缺乏时该细胞活跃，血清中骨碱性磷酸酶升高；③ X 线骨骼检查：维生素 D 缺乏早期仅表现长骨干骺端临时钙化带模糊变薄，两边磨角消失，典型改变为临时钙化带消失，骨骺软骨增宽呈毛刷样、杯口状改变，骨骺与干骺端距离加大，长骨骨干脱钙，骨质变薄，骨质明显稀疏，密度减低，骨小梁增粗、排列紊乱，可有骨干弯曲或骨折；④骨矿物质含量检测：维生素 D 缺乏时，可发现骨矿含量、骨密度降低。

9. 如何判断维生素 D 充足、不足或缺乏？

维生素 D 在皮肤组织内合成或被摄入后，与血液中的维生素 D 结合蛋白结合后被运输到肝脏，在肝脏中被转变为 25OHD，其转变过程几乎不受任何因素的影响，且 25OHD 在人体血液循环中停留较久，因此，血清中的 25OHD 浓度是用来判断人体维生素 D 营养状态的主要依据，它可以反映出人体皮肤制造的维生素 D 和饮食摄入的维生素 D 的状态。而血清中的 1，25-（OH）2D [1，25- 双羟维生素 D] 的合成受多种激素的调节，浓度相对稳定，且在血液循环中停留时间较短，不能作为判断维生素 D 营养状态的依据。判断标准如下。

(1) 维生素 D 缺乏：血清中 25OHD 浓度小于 20ng/ml（50nmol/L）。

(2) 维生素 D 不足：血清中 25OHD 浓度为 20～29ng/ml（50～72nmol/L）。

(3) 维生素 D 充足：血清中 25OHD 浓度大于或等于 30ng/ml（75nmol/L）。

(4) 维生素 D 中毒：血清中 25OHD 浓度往往大于 150ng/ml（375nmol/L）。

因为目前所能测定的血清 25OHD 水平为总的 25OHD 水平，并非游离的 25OHD 水平，而真正起作用的是游离的 25OHD，因此，在测定血清 25OHD 水平时需综合考虑患者肝功能、白蛋白水平、有无肾脏丢失蛋白、是否怀孕或使用雌激素等因素。

10. 维生素 D 的生理需要量是多少？

维生素 D 包括维生素 D2 和维生素 D3，维生素 D2 的来源是植物性的食物，比如经紫外线照射的蘑菇就是维生素 D2 含量较为丰富的植物性食物，而维生素 D3 主要存在于多脂肪的海鱼中，这种鱼类包括野生三文鱼、鳕鱼、沙丁鱼、鲭鱼、金枪鱼等。由于富含维生素 D2 或维生素 D3 食物种类很少，维生素 D 主要来源是机体皮肤内合成的维生素 D3，皮肤组织内的 7- 脱氢胆固醇经阳光中的紫外线照射后形成维生素 D3 原，后者在皮肤温度作用下生成维生素 D3。为了能使皮肤合成足够的维生素 D3，应选择夏季阳光充足时上午 10 点至下午 2 点之间晒太阳，不采取任何防晒措施（包括防晒霜或打伞），四肢暴露，接受阳光直射 15 至 30 分钟即可满足 1～2 天维生素 D 的生理需要量。而在阳光不足的地区或季节、长期处于室内环境的群体，则需要通过口服维生素 D 补充剂（即普通维生素 D）来满足维生素 D 的生理需要量。大剂量的普通维生素 D 注射针剂常常只用于维生素 D 缺乏患者的负荷量补给，需要在医生的指导下使用。

(1) 2011 年美国医学会的建议如下。

1) 不足 1 岁的婴儿每天应摄入维生素 D 的剂量为 400U。

2）大于 1 岁的幼儿、儿童及小于 70 岁的成人每天应摄入维生素 D 的剂量为 600U。

3）大于 70 岁的老年人每天应摄入维生素 D 的剂量为 800U。

（2）美国内分泌学会的临床实践指南的建议如下。

1）不足 1 岁的婴儿每天应摄入维生素 D 的剂量为 400～1000U。

2）1 岁以上的幼儿及儿童每天应摄入维生素 D 的剂量为 600～1000U。

3）19 岁及大于 19 岁的成年人每天应摄入维生素 D 的剂量为 1500～2000U。

上述建议中提到的维生素 D 是指普通维生素 D，并非活性维生素 D。可见，不同学术组织对维生素 D 补充量，尚未达成共识，可参考以上两组建议中的一组补充维生素 D，但更应该在临床医生的指导下，评估维生素 D 的缺乏程度，给予科学恰当的维生素 D 补充剂量，并监测药物的安全性。

11. 什么是活性维生素 D？

维生素 D2 和维生素 D3（统称为维生素 D）被吸收入血后与一种称为维生素 D 结合蛋白的载体结合，随后被运输到肝脏。在肝脏，维生素 D 经 25- 羟化酶催化下转变为 25OHD，进入血液循环后同样与维生素 D 结合蛋白结合，随后被运输到肾脏，在肾脏 1α- 羟化酶催化下生成具有激素活性的代谢产物 1，25- 双羟维生素 D，这就是活性维生素 D，又称为骨化三醇，骨化三醇进入血液循环后，又同样与维生素 D 结合蛋白结合，并随血液循环达到各组织器官，如小肠、骨骼及肾脏等等，分别与这些器官内组织细胞中的维生素 D 受体结合后发挥其生物效应。而阿法骨化醇 [1α（OH）D3] 是维生素 D 经过 1α- 羟化酶羟基化后的产物，在体内存在量极少。骨化三醇和阿法骨化醇均可通过人工来合成，作为药物使用，不能作为营养素来补充。骨化三醇进入体内后不需活化就可以直接起作用，而阿法骨化醇进入体内后需要经过肝脏的 25- 羟化酶活化后才能变成具有活性的骨化三醇，然后再起作用，只要患者没有严重的肝功能不良，阿法骨化醇在体内的活化就不会有问题。两者相比，因为骨化三醇不需活化，所以起效快，但作用时间短，而阿法骨化醇需进一步活化，所以起效较慢，但作用时间较长。由于这两种药进入体内后都不需要经肾脏的 1α-羟化酶活化，所以适用于 1α-羟化酶水平下降的人群，包括老年人。

12. 治疗骨质疏松需要多少活性维生素 D？

骨化三醇 [1, 25-双羟维生素 D3] 为活性维生素 D，阿法骨化醇 [1α (OH) D3] 为活性维生素 D 的类似物，两者都称为维生素 D 的衍生物，骨化三醇和阿法骨化醇均已被中国国家食品药物监督管理局批准为治疗骨质疏松的药物。有研究表明，活性维生素 D 或其类似物对增加骨密度有益，能增加老年人肌肉力量和平衡能力，降低跌倒的危险，进而降低骨折风险。

骨化三醇口服后在小肠内很快被吸收，部分可直接进入小肠壁细胞内起作用，因此促进肠钙吸收的作用较强且迅速，而进入血液循环的部分也可到达肠壁细胞或其他组织的细胞直接起作用，主要不良反应为高血钙和高尿钙，治疗骨质疏松的用量为每次 0.25μg，每天 1～2 次。

阿法骨化醇进入人体后，不能直接进入小肠黏膜细胞内起作用，必须经过肝脏的羟化转变为骨化三醇才能起作用，所以促进肠钙吸收的作用较骨化三醇稍弱且缓慢，也有高血钙和高尿钙的不良反应，但与骨化三醇相比，阿法骨化醇引起高血钙和高尿钙的发生率相对较低。治疗骨质疏松的用量为每次 0.25μg，每天 1～2 次。

为了减少高钙血症的发生机会，服用骨化三醇和阿法骨化醇时，应避免服用大剂量的钙剂，每天钙摄入总量不应超过 1000mg，使用期间应注意监测血钙和尿钙水平，如发现血钙或尿钙升高，则需减少钙剂的摄入量。这两种药均需在医生的指导下使用。

13. 哪些情况下使用活性维生素 D 更适合？

普通维生素 D 在体内需要经过肝 25-羟化酶和肾脏 1α-羟化酶两步羟化，才能转化为具有生理作用的活性维生素 D。因此，普通维生素 D 其实是原料，只是作为一种营养素，用于维生素 D 缺乏及防治骨质疏松症的基本健康补充剂，而不是骨质疏松症的治疗药物。骨质疏松症患者多为老年患者，随着年龄的增长，肾脏的 1α - 羟化酶水平降低，体内活性维生素 D 的产生减少，患者虽常规补充足够的维生素 D，但补充的维生素 D 不能发挥最大的效应。活性维生素 D（骨化三醇）或其类似物（阿法骨化醇）无须经过肾脏转化，可以直接弥补体内活性维生素 D 的不足。因此，对于老年人，在补充普通维生素 D 以维持正常的维生素 D 营养状况的同时，可以给予适量的活性维生素 D 或其类似物。除此之外，在某些其他病理情况下，如肾脏损害、成纤维细胞生长因子23 产生过多、甲状旁腺激素产生过少，糖皮质激素产生过多或使用糖皮质激素，体内活性维生素 D 的产生减少，有必要给予活性维生素 D，这些疾病需要经过医生检查后才能确定是否存在。需要注意的是，活性维生素 D 或其类似物并不是营养素，而是药物，不能代替阳光或普通维生素 D 的作用，只有坚持晒太阳或摄入普通维生素 D 才能维持体内正常的 25OHD 的水平，并且由于活性维生素 D 或其类似物还能促进体内的 25OHD 的降解，不仅不能帮助维持正常的 25OHD 的水平，反而能使体内 25OHD 的水平下降，因此，使用活性维生素 D 的人群也要也要像普通人群一样坚持晒太阳或补充普通维生素 D，以维持正常的 25OHD 的水平，也就是维持正常的维生素 D 的营养状态，只有在维持正常营养状态的基础上使用药物，才能治好疾病。

（林健华　谢忠建）

第十三部分　骨质疏松症的有效防治武器有哪些？

1. 骨质疏松症的治疗靶点是什么？

对骨质疏松症进行治疗与预防，需要对骨骼代谢过程进行调节。如前所述，虽然骨骼中有多种细胞共存，但能够对骨组织代谢起调节作用的主要是两类细胞，即促进骨形成的成骨细胞以及促进骨吸收的破骨细胞。在骨质疏松症的治疗过程中，临床医生就是充分利用现有药物来对这两类细胞的功能进行调节的。所以，这两类细胞就是目前治疗骨质疏松症的主要靶点。目前，根据抗骨质疏松药物的作用靶点和作用机制的差别，人们把常用的骨质疏松症防治药物进行了分类，可以大致分为促进骨形成药物、抑制骨吸收药物、多重作用的药物等。

当然，随着医学技术的进步，科学家们还可以进一步研究新药或者发现一些新的方法来帮助骨代谢调节，比如，通过改善骨组织细胞生存环境，包括改善骨骼生命活动的营养物质供应、环境中酸碱平衡变化、骨代谢产物的排出、局部微血管的新生与退化等，都可能影响骨代谢。这些相关的药物与方法，可能为攻克骨质疏松症这一最常见的骨骼疾病找到更多的治疗靶点。

2. 哪些药物能够抑制破骨细胞活性？

临床上，防治骨质疏松症最常用的药物就是抑制破骨细胞活性、减少骨吸收的药物。这些药物从 20 世纪 40 年代就开始逐渐用于骨质疏松症的防治，包括雌激素、雌孕激素复合制剂、双膦酸盐、双膦酸盐维生素 D 复合制剂、选择性雌激素受体调节剂、降钙素等，这些药物在临床上已经使用多年，我国医药市场上都可以购买。当然，还有一些能够抑制破骨细胞的药物已经在国外使用多年，而我国尚未进口，比如狄诺赛麦；也有一些正在进行临床研究的新药，如骨组织蛋白酶 K 抑制剂等，这些药物都具备很确切的抑制破骨细胞活性作用，值得关注。

抑制破骨细胞的各种药物在作用特点、药物疗效、不良反应、价格等多方面有所区别，临床选用时需要根据患者病情选择相对最合适的药物。比如，雌激素主要适合于绝经后骨质疏松症伴更年期症状的患者、降钙素适合于骨质疏松性骨折伴明显骨痛的患者、选择性雌激素受体调节剂适合于绝经后骨质疏松症患者、双膦酸盐几乎适合于各种原因所导致的骨质疏松症患者。

3. 哪些药物能够增加成骨细胞活性？

目前，临床上用于促进成骨细胞活性、增加骨形成的抗骨质疏松药物并不多，主要包括人工重组甲状旁腺激素片段 [PTH (1-34)]、氟化物、雄激素类、维生素 K、锶盐、某些中成药等。

根据循证医学的疗效证据，得到美国食品药品监督管理局（FDA）批准的能够增加成骨细胞活性的抗骨质疏松药物仅有人工重组甲状旁腺激素片段 [PTH (1-34)]（复泰奥）。具体内容见后续问答。

氟化物能够刺激成骨细胞增生与分化，明显提高骨密度，但是，其结果并未减少骨折风险，可能与其未能够改善甚至可能损害了骨强度有关，目前仅有少数国家仍继续用于骨质疏松症的治疗。雄激素类药物具备促进蛋白质合成功能，严格意义上讲，它们仅属于蛋白同化类药物，但它们能够促进成骨细胞功能、增加骨密度，也曾被用于抗骨质疏松治疗。有一些少量的临床研究表明，维生素 K 能够增加骨钙素的合成与分泌，提高骨密度，但仍不能提供充分的循证医学证据的支持。锶盐则被认为是既可促进骨形成、又能够抑制骨吸收的多重作用的抗骨质疏松药物，但是，由于其作用与不良反应的利弊并不平衡，限制了其临床应用。有一些中成药被认为也能够增加成骨细胞活性，促进骨形成，但是，同样由于缺乏足够的循证医学证据，并未得到广泛认可。

4. 双膦酸盐是什么药物，为什么能够抑制骨骼吸收？

双膦酸盐是用 P-C-P 基团取代骨骼内焦磷酸盐结构中的 P-O-P 基团改

造而成，具有抗骨质疏松作用的双膦酸盐从 30 年前就开始用于临床。至今，双膦酸盐可大致按其结构和抑制骨吸收强度分为三代：第一代主要有依替膦酸钠；第二代主要有氯膦酸钠、帕米膦酸钠和替鲁膦酸钠；第三代主要有阿仑膦酸钠、利塞膦酸钠、伊班膦酸钠、唑来膦酸等。第三代药物的作用强度、疗效等明显优于前两代药物，但我国市场上这三代药物仍共存。

双膦酸盐的构效关系至今尚未十分清楚。但已明确其基本结构 P-C-P 是产生活性的必要条件。各药的作用强度取决于 C 原子上侧链的类型。各种双膦酸盐之间，药物作用强度可相差达数千倍。

双膦酸盐能吸附在羟磷灰石的表面，通过与破骨细胞直接接触而发挥抑制骨吸收的作用。其作用机制可能包括以下三点：①抑制破骨细胞的细胞骨架形成；②与骨基质结合后不易被分解；③直接抑制成骨细胞介导的可活化破骨细胞的细胞因子如白细胞介素、肿瘤坏死因子的产生。

5. 阿仑膦酸钠适合治疗哪些骨骼疾病？

目前，阿仑膦酸钠是双膦酸盐类抗骨质疏松药物中最常用的一种口服药。自 1995 年开始用于临床治疗骨质疏松症以来，其确切的临床疗效、较少的药物不良反应、优质的性价比得到了临床上的广泛认同。

经过近 20 年的临床应用，其在提高骨密度、降低骨转换率、改善骨质量、降低骨质疏松性骨折风险、预防再次骨折的发生等多方面的作用较为明确。同时，该药物对于不同病因或不同发病机制所导致的骨质疏松症均有效，适用于绝经后骨质疏松、男性骨质疏松及糖皮质激素性骨质疏松症，因此，它被认为是抗骨质疏松药物治疗的一线药物。

另外，阿仑膦酸钠还可用于其他一些骨病，包括畸形性骨炎、骨纤维异常增殖症、溶骨性骨病等。这一系列疾病虽然发病原因、致病机制等并不明确，但在它们的发病过程中大都存在破骨细胞活性的过度活跃，而阿仑膦酸钠正好可直接抑制这个环节，故其临床疗效也得到了普遍认可。到目前为止，甚至许多国家已经批准了它在这些疾病治疗中的临床应用。当然，由于这些疾病较少见，用阿仑膦酸钠治疗的临床证据仍比较有限，需要临床进一步探索其最合适的使用时机、剂量、疗程等。

6. 阿仑膦酸钠该怎么服用？

阿仑膦酸钠需要每天或每周服用一次。服用当天，必须是清晨进食前或服用其他药物及饮料前半小时用 250ml 左右温开水送服，且不宜咀嚼或吮吸药片，直接吞服。服药后半小时内，患者应保持上半身直立，即不宜躺卧。

7. 哪些患者不能服用阿仑膦酸钠？

以下几类患者不宜服用阿仑膦酸钠。

（1）反流性食管炎、食管溃疡、活动性胃溃疡、十二指肠溃疡患者。

（2）近期需要行拔牙或拔牙后局部创面未痊愈的患者。

（3）青少年、孕妇、哺乳期女性。

（4）肾功能不全。

（5）严重低钙血症未纠正的患者。

8. 阿仑膦酸钠可能有哪些不良反应？

阿仑膦酸钠的不良反应较少见并且轻微，但仍需要注意。主要包括以下不良反应。

（1）初次使用时，部分患者可能出现一过性急性期的反应，呈与流行性感冒类似的表现，如肌痛、乏力、发热、关节痛等。再次或多次使用后则可减轻或消失。

（2）少见对药物的过敏反应，可表现为急性荨麻疹、血管性水肿。

（3）胃肠道反应：包括恶心、呕吐、食管炎、食管糜烂、食管溃疡、口咽溃疡、胃和十二指肠溃疡、消化不良等。

（4）在拔牙后，可出现伤口愈合延迟，极少数会发生罕见的局部性下颌骨坏死。

（5）长期使用（疗程在五年以上），极少数患者可能出现股骨干非典型骨折。

（6）其他罕见的不良反应包括：头晕、眩晕、脱发、剥脱性皮炎、味觉障碍、眼色素层炎、巩膜炎或巩膜外表层炎。

9. 福美加的成分是什么？其有哪些方面的作用？

福美加是阿仑膦酸钠与维生素 D3 的复合制剂，2013 年在中国上市，用于骨质疏松症的防治。

福美加是目前唯一一个抗骨质疏松药物和维生素 D 的复方制剂，一片药物包含 70mg 阿仑膦酸钠和 2800 ~ 5600U 的普通维生素 D3。其用法是每周一次，一次一片。

纵观国内外诸多骨质疏松症诊治指南不难发现，其实骨质疏松症患者都需要在适当补钙和补充维生素 D3 的基础上，同时应用抗骨质疏松药物进行疾病的治疗。阿仑膦酸钠作为临床抗骨质疏松治疗的一线用药，具有增加骨密度和降低骨折风险的作用，维生素 D 又能够促进元素钙在骨骼中沉积，对骨骼健康和降低骨折风险有益。有关福美加的临床前研究也表明，阿仑膦酸钠和维生素 D3 的复合制剂，并不相互影响两者发挥各自的作用。因此，两者的联合，可双管齐下，一举两得。

10. 唑来膦酸有怎样的疗效？

唑来膦酸是一种含氮双膦酸化合物，主要的药理学分子靶点：破骨细胞中法尼基焦磷酸合成酶（FPPS），通过抑制破骨细胞活性及增生来抑制骨吸收，并减少骨基质生长因子的释放。

唑来膦酸对矿化骨具有高度亲和力，当唑来膦酸经过静脉注射后，能迅速分布于骨骼中，能优先被转运到骨形成或吸收加速部位，一旦沉积到骨表面，就能被破骨细胞摄取，进而降低破骨细胞对骨小梁的溶解、破坏，减少骨吸收；唑来膦酸还可通过抑制甲醛戊酸途径、阻滞细胞周期方式诱导破骨细胞和单核细胞前体细胞凋亡，达到抑制骨吸收目的。

一项对雌激素缺乏动物模型的实验提示：①在唑来膦酸干预剂量相当于人

体剂量 0.03 ~ 8 倍时，显著抑制破骨细胞重吸收，增加骨密度；②骨骼强度与唑来膦酸干预剂量呈"剂量依赖"性增加；③组织学比较显示，破骨细胞活性的抑制与唑来膦酸干预剂量呈剂量依赖性；④实验动物骨组织没有发现钙化缺陷、异常类骨质堆积和编织骨生成。

HORIZON-PFT 临床研究证实，绝经后骨质疏松症患者进行一年一次静脉唑来膦酸 5mg 治疗，连续 3 年随访，与安慰剂组相比，可显著增加股骨颈和腰椎的骨密度；同时，唑来膦酸治疗组可使临床椎体骨折发生率显著降低，达 70% 左右，髋部骨折累积风险降低 41% 左右。目前，连续使用 6 年的多中心临床报告显示：唑来膦酸治疗 6 年，使患者骨转换指标降低至绝经前的正常范围，各部位骨密度显著增加，骨折风险显著降低。

11. 唑来膦酸有什么适应证？

唑来膦酸（5mg／年剂量）主要用于治疗绝经后骨质疏松症、Paget 病（变形性骨炎）；关于骨质疏松症适应证主要有以下几类情况。

（1）骨质疏松症诊断明确患者，无论是否有骨折史。

（2）患者不能耐受口服双膦酸盐类药物治疗：例如骨质疏松症合并胃肠疾病等患者，口服双磷酸盐药物容易引起消化道不良反应，可用唑来膦酸静脉给药。

（3）部分依从性欠佳的患者：由于唑来膦酸一年只需要使用一次，避免了药物之间的相互作用，可能患者的依从性较好。

（4）对于骨质疏松性骨折患者也有许多临床应用有效报道：唑来膦酸多用于椎体骨折后行椎体成形术（经皮椎体成形术、经皮椎体后凸成形术）和髋部脆性骨折行关节置换术（全髋置换术、人工股骨头置换术）患者。

12. 哪些患者不适合唑来膦酸治疗？

（1）低钙血症患者，血清总钙 ≤ 2.13mmol/L：由于唑来膦酸可进一步降低血钙，加重低钙血症，从而导致手足抽搐、肌痉挛等神经肌肉兴奋性增高的表现，因此低钙血症患者需纠正后才可以使用唑来膦酸治疗。

（2）患有其他严重并存症（严重肾功能不全等），肌酐清除率＜35ml/min 的患者。

（3）对唑来膦酸过敏的患者：如果患者对唑来膦酸的任一成分有过敏的，均不能继续使用。

（4）妊娠及哺乳期女性，禁用唑来膦酸。

（5）如果在使用其他损害肾功能的药物时，唑来膦酸要慎用，避免对肾功能的叠加损害。

13. 什么是唑来膦酸急性期反应？

急性期反应（APR）是指患者接受唑来膦酸治疗后短期内发生的不适症状，包括发热、寒战畏寒、肌肉关节酸痛、消化道症状（恶心、呕吐、腹泻、腹胀及食欲下降）、乏力、头痛头晕、心悸、皮疹等。

HORIZON-PFT 临床研究统计了常见的唑来膦酸治疗后急性期反应发生率，其中发热占 16.1%，肌痛占 9.5%，流感样症状占 7.8%，头痛 7.1%，关节痛 6.3%；研究结果显示上述症状通常在 3 天内缓解，同时结果还显示：APR 的发生率随注射次数的增加明显减少。

那么唑来膦酸导致的急性期反应机制是什么呢？有相关研究报道：所有含氮的双膦酸盐（阿仑膦酸盐、利塞膦酸盐、依班膦酸盐、唑来膦酸盐）的作用机制都比较类似，即通过干扰破骨细胞的甲羟戊酸代谢途径，阻断香叶基焦磷酸向法尼基焦磷酸转换，从而达到抑制破骨细胞功能、治疗骨质疏松症的目的。在这个过程中，间接激活 T 细胞，而激活的 T 细胞会分泌多种细胞因子，包括肿瘤坏死因子 $-\alpha$、干扰素 γ、白介素 6，从而引发急性期反应。

14. 怎样减轻唑来膦酸的急性期反应？

（1）用药前：唑来膦酸使用前要掌握几个原则。

1）使用前要计算、确定患者肌酐清除率≥35ml/min，重度肾功能不全患者（肌酐清除率＜ 35ml/min）不能使用。

2）使用前要检测、确定患者血钙水平正常，低钙血症患者（血清总钙 ≤ 2.13mmol/L）不能使用。

3）使用前要与患者进行沟通，告知患者当天应多喝水，并说明滴注唑来膦酸（5mg）后 3 天内可能会出现发热、肌痛、流感样等症状，同时要解释这些症状自行缓解的转归特点。

4）使用前建议预防性给予布洛芬或非甾体类消炎镇痛药，这类药物可以有效降低一过性用药症状（发热、肌痛、流感样症状、关节痛和头痛）的发生率或程度。

5）已接受注射用唑来膦酸治疗的患者不再使用密固达。

（2）用药时：唑来膦酸是直接静脉滴注的药物，临床中使用的通常是 100ml 瓶装溶液，含有 5mg 唑来膦酸。

1）使用时建议：先给 250 ～ 500ml 生理盐水，一般在 2 小时左右静脉滴注结束；对老年患者或原来使用利尿药患者，具体补水量可根据患者当时情况而定。

2）唑来膦酸应该慢慢静脉滴注给药，时间不少于 30 分钟，且要维持恒定滴速；单次滴注剂量不应超过 5mg。

（3）用药后

1）唑来膦酸静脉滴注结束，应立即静脉给予 500ml 生理盐水，减少可能发生的一过性反应。

2）如肾脏存在轻度功能受损，唑来膦酸使用后应该监测肾功能指标变化。

3）唑来膦酸给药后效果可以达一年，在这一年中应持续补充钙剂和维生素 D（建议每天钙剂 1000mg、维生素 D 400 ～ 1200U）。

15. 治疗骨质疏松的常用双膦酸盐类药物还有哪些？

（1）依替膦酸：用于治疗绝经后骨质疏松症和老年性骨质疏松症。用法：每次 0.2g 口服，2 次／天，两餐间服用。该药需间歇性、周期性服药，服药两周后，停药 10 周，此为一个治疗周期；然后重新开始第二周期；用药及停药期间需补充钙剂、维生素 D。

（2）阿仑膦酸钠：可使腰椎、股骨颈和全身骨密度增加，骨密度的增加呈剂量依赖性，且可显著降低骨质疏松症患者发生脆性骨折风险。用法：常用剂量为 70mg/ 周，为了预防食管不良反应，应该在每周固定的一天早晨服用，用不少于 200ml 清水尽快将药物送至胃部，并且在用药后 30 分钟内不进食、不平卧。

（3）利塞膦酸钠：该药物可以使腰椎、股骨颈骨密度显著增加，并显著降低骨质疏松症患者发生脆性骨折风险。用法：5mg/（片·天）或 35mg/（片·周），需餐前 30 分钟直立位服用，一杯（200ml 左右）清水送服，服药后 30 分钟内不宜卧床及进食。

（4）帕米膦酸盐：主要用于治疗恶性肿瘤并发的高钙血症和溶骨性癌转移引起的骨痛，也用于髋关节置换的患者预防假体周围骨丢失。用法：每 3 个月静脉滴注一次，每次 30 ~ 60mg。

（5）氯曲膦酸：可用于各种类型骨质疏松症治疗，也可用于肿瘤并发的高钙血症、溶骨性癌转移引起的骨痛治疗；该药可避免或延迟肿瘤溶骨性骨转移。用法：对早期或未发生骨痛的各类型骨质疏松症，每天 0.4g，连用 3 个月为一个疗程，必要时可重复疗程；对严重或已发生骨痛的各类型骨质疏松症，每天 1.6g，分两次服用或遵医嘱。

16. 什么是药物假期，双膦酸盐治疗多久需要给予患者药物假期？

药物假期：由于双膦酸盐的药物残留效应存在和过度抑制骨转换而引起的相应不良反应，提示不应该无限制使用双膦酸盐，应在治疗一段时间后停用药物，停用的时间称为药物假期。

阿仑膦酸钠、依替膦酸钠、利塞膦酸钠、氯曲膦酸、唑来膦酸等双膦酸盐，它们化学结构和药理作用非常相似，可与骨组织高亲和力结合，沉积于新生骨组织表面，抑制破骨细胞活性、抑制骨矿盐结晶溶解。

双膦酸盐具有较好耐受性和安全性，但长期（如5年以上）应用双磷酸盐后，有文献报道会有一些不良反应的个案，主要有：股骨非典型骨折、下颌骨坏死、食管癌、消化道溃疡、低钙血症等。

为保证用药安全，减少双膦酸盐长期运用后残留效应，有临床研究建议：避免无限制使用双膦酸盐，可以选择在适当阶段停药（药物假期），然后，一段时间后了解骨密度和骨代谢指标变化，决定继续使用。

目前有文献推荐双膦酸盐适宜治疗时间为5年，5年后可以酌情考虑停用双膦酸盐，进入药物假期，观察停药期间患者骨密度、骨代谢生化指标变化，以决定进一步的治疗方案。

17. 什么是选择性雌激素受体调节剂？

绝经后妇女由于卵巢分泌雌激素明显减少，骨质疏松和心血管疾病的发病率明显增加。虽然激素替代治疗（HRT）可使其发病率下降，但是长期应用雌激素治疗可能会导致一系列的不良反应，多年来其应用一直存在争议。特别是妇女健康初探研究报告结果显示，连续HRT存在会增加其乳腺癌和子宫内膜癌等疾病的潜在风险。因此，绝经后妇女需要一种对骨骼和心血管系统具雌激素样效应，而对子宫和乳腺没有明显不良反应的药物。1987年，Jodan等人发现以前所谓的选择性雌激素受体调节剂，如他莫昔芬和雷洛昔芬，在阻止去卵巢大鼠骨丢失方面具有雌激素样效应，因此称为选择性雌激素受体调节剂(selected estrogen receptor modulator，SERM)。这类人工合成的类似雌激素的化合物，选择性地对骨、心血管系统和泌尿生殖器官的雌激素受体发挥类似雌激素样作用，起雌激素激动剂样作用；而抑制子宫内膜的增殖和乳腺增生，具有雌激素拮抗剂样作用。第一代SERM为三苯氧胺：长期使用仍可增加这些妇女发生子宫内膜癌的危险。第二代SERM为雷洛昔芬（易维特）：是新一代SERM，它既保留雌激素对骨、心血管的保护，又对子宫内膜和乳腺有拮抗雌激素，不增加致癌危险。

18. 雌激素受体调节剂的作用为什么是选择性的？

SERM 是人工合成的非甾体类化合物，能选择性地结合于体内不同部位和组织的雌激素受体，表现出不同的生理效应。SERM 与破骨细胞和心血管系统（血管内皮细胞）的雌激素受体结合，表现出类雌激素作用，抑制破骨细胞介导的骨吸收、降低血清胆固醇和低密度脂蛋白；而与乳腺（乳腺细胞）和子宫内膜部位（上皮及肌层细胞等）的雌激素受体结合，则表现出抗雌激素作用，抑制乳腺细胞和子宫内膜上皮细胞的增生。

SERM 依其结构可分为 3 大类型。

（1）三苯乙烯的衍生物：代表为三苯氧胺。

（2）二氢萘的衍生物：代表为萘氧啶。

（3）苯并噻吩的衍生物：代表为雷洛昔芬。

三苯氧胺是最早人工合成的 SERM，能选择性地与骨细胞上雌激素受体结合而抑制骨丢失，同时对乳腺细胞则表现出抗雌激素的作用，因而用于乳腺癌的治疗；但三苯氧胺对子宫内膜却有雌激素样作用，长期应用有可能导致子宫内膜增生。因此，三苯氧胺的临床应用，特别是在绝经后妇女骨质疏松防治方面的应用受到了限制。后来发现了一类在乳腺和子宫具有拮抗雌激素作用、在骨和心血管系统具有雌激素作用的新型 SERM，即雷洛昔芬及其类似物。这类药物满足了绝经后妇女在防治骨质疏松方面对雌激素的需要，同时又避免了应用雌激素可能带来的不良反应。

选择性雌激素受体调节剂作用于人体内存在的雌激素受体，发挥类似雌激素样作用，从而提高骨密度，降低骨质疏松症引起骨折的发生率。选择性雌激素受体调节剂在骨质疏松症的治疗中最大的特点是不增加乳腺癌的发生率。同时，该药在改善血脂、减少动脉粥样硬化形成、保护心血管、抑制绝经后子宫内膜的增殖等方面具有明显作用。

一般认为，SERM 的组织选择性与其结构有密切关系。它可能通过自身结构变化，或在不同的组织中与不同的雌激素受体亚型结合后而产生的结构改变，以及与雌激素受体结合后通过各细胞间的相互影响，在不同的组织和部位发挥不同的生理效应。分子水平的研究表明，雌激素受体与雌激素或具有雌激素特性的物质（如 SERM）结合后，可激活多个位于 DNA 上的反应元件，如雌激素应答素及雷洛昔芬通过反应元件来调节基因的转录，影响蛋白质的合成。已知有多种基因含有类似雷洛昔芬反应元件的序列，如 osteonectin 基因、尿激酶胞质素原激活基因、特异性神经轴突生长蛋白 GAP-43 基因以及癌胚蛋白 c-MYC 基因等，这些基因通过雌激素的调节编码在骨、心血管和神经系统中起重要作用的蛋白，产生不同的生理效应。因此，一种雌激素或具有雌激素特性的物质是通过调节多种 DNA 反应元件来发挥作用的，在不同的组织中，调节的反应元件不同，因而表现出不同的作用，如类似雌激素或抗雌激素的作用。

19. 雌激素受体调节剂对骨质疏松的疗效如何？

选择性雌激素受体调节剂（SERMs）不是雌激素，其特点是选择性地作用于雌激素靶器官，与雌激素受体结合后，发挥不同的生物效应。如雷洛昔芬在骨骼上与雌激素受体结合，表现出类雌激素的活性，抑制骨吸收。而在乳腺和子宫上，则表现为抗雌激素的活性，因而不刺激乳腺和子宫。国内已被 SFDA 批准的适应证为治疗绝经后骨质疏松症。临床试验表明雷洛昔芬可降低骨转化至女性绝经前水平，阻止骨丢失，增加骨密度降低发生椎体骨折的风险，而在乳腺、子宫等组织中产生与雌激素相反作用，降低雌激素受体阳性浸润性乳癌的发生率。

雷诺昔芬每天推荐使用剂量为 60mg，连续治疗 3 年，可增加骨质疏松症患者骨密度 1% ～ 3%，减少脊椎骨折 30% ～ 50%。

20. 雌激素受体调节剂对防治乳腺癌有效吗？

内分泌治疗是乳腺癌众多治疗方法中的一种，内分泌治疗常常采用雌激素受体调节剂。早期人们把这类药物叫作抗雌激素药物或雌激素受体抑制剂，其作用机制是药物和雌激素受体结合，使雌激素无法和雌激素受体结合而起作用，即竞争性抑制作用。近年来的研究发现，它是一种雌激素受体调节剂，在身体的某些部位（如乳房）起抑制作用，而在另外一些部位又表现和雌激素类似的作用。常用的药物有三苯氧胺、托瑞米芬、雷洛昔芬等。雷洛昔芬是选择性雌激素受体调节剂（SERM）的一种，SERM是指抗雌激素药物在有些部位（如肿瘤）起到阻断雌激素受体的作用，而在另一些部位（如骨骼、心血管）则起到刺激雌激素受体的作用。雷洛昔芬对雌激素受体有高亲和力，对乳腺和子宫有抗雌激素样作用，而对骨骼、血管内皮平滑肌细胞显示雌激素样作用，所以过去常被用来预防老年女性的骨质疏松和降低血清胆固醇。临床治疗效果显示，雷洛昔芬可降低雌激素受体阳性乳腺癌的复发率，而子宫内膜癌的发生率并不增加，反而有轻度降低。雷洛昔芬无明显不良反应，对肝功能无影响。所以选择性雌激素受体调节剂对乳腺癌有预防作用

21. 降钙素是什么？临床上有哪些？

降钙素是一种钙调节激素，能抑制破骨细胞的生物活性和减少破骨细胞的数量，从而阻止骨量丢失并增加骨量。降钙素类药物的另一突出特点是能明显缓解骨痛，对骨质疏松性骨折或骨骼变形所致的慢性疼痛以及骨肿瘤等疾病引起的骨痛均有效，因而更适合有疼痛症状的骨质疏松症患者。目前应用于临床的降钙素类制剂有两种：鲑鱼降钙素和鳗鱼降钙素类似物。

鲑鱼降钙素：目前市场上的鲑鱼降钙素制剂有两种：即鲑鱼降钙素鼻喷剂和鲑鱼降钙素注射剂。随机双盲对照临床试验研究证据显示每天200U合成鲑鱼降钙素鼻喷剂（密盖息），能降低骨质疏松症患者的椎体骨折发生率。鲑鱼降钙素鼻喷剂200U/d；鲑鱼降钙素注射剂一般应用剂量为50～100U/次，皮下或肌内注射，根据病情每周2～7次。鳗鱼降钙素：为注射制剂，用量20U/周，肌内注射。

《关于降钙素类药物安全性的关注》应用降钙素，少数患者可有面部潮红、恶心等不良反应，偶有过敏现象。降钙素类制剂应用疗程要视病情及患者的其他条件而定。

22. 降钙素对骨质疏松症有效吗？

降钙素的生理作用如下。

(1) 降低血钙是降钙素的主要生理作用之一，它主要通过肾、骨等靶器官发挥作用。在正常情况下，降钙素对血钙的影响很弱，但当血钙过度升高时，血降钙素分泌增加，血浆钙值升高10%，可使降钙素分泌增加2倍。降钙素可使骨骼中的钙释放降低，而血液中的钙进入骨骼的过程则仍继续，故血钙水平降低。因此，降钙素对维持体内钙平衡起重要作用，与甲状旁腺激素、活性维生素D一样，成为调节钙代谢的3个主要激素之一。

(2) 抑制骨吸收：破骨细胞及其前体细胞的表面存在丰富的降钙素受体，降钙素可作用于该受体，刺激cAMP的产生，激活蛋白激酶C，短时间内迅速抑制破骨细胞活性，并引起形态改变，同时抑制从前体细胞成长为破骨细胞，从而抑制骨吸收。

(3) 增加骨量：有研究显示，降钙素除了抑制破骨细胞活性外，对成骨细胞亦有直接刺激作用。其对成骨细胞合成代谢的影响可能与维持骨形成率有关。

(4) 降钙素可抑制近端肾小管对钙、磷的重吸收，使尿钙、磷排泄增加，血钙、磷下降。降钙素还可增加钠、镁、氯的排泄；小剂量降钙素可抑制小肠钙吸收，而大剂量降钙素则促进小肠钙吸收。

(5) 降钙素在代谢性骨病治疗中，具有独特的镇痛作用，可能是直接通过中枢神经系统起作用，与中枢的类吗啡系统及5-羟色胺系统有关。文献报道注射降钙素后内源性神经递质β内啡肽血中浓度急速上升，抑制前列腺素E2合成，干扰钙流动，通过影响神经调节物质或直接作用于神经系统，提高中枢痛阈，达到镇痛作用。降钙素对非骨质疏松症引起的疼痛也具有镇痛效果，可减少偏头痛的发作次数，糖尿病性神经症时的剧烈疼痛，对癌症晚期的疼痛也有效。

由此看出，降钙素是一种钙调节激素，能抑制破骨细胞的活性并能减少破骨细胞的数量，从而减少骨量丢失并增加骨量。降钙素类药物另一突出的特点是能明显缓解骨痛。对骨质疏松骨折或骨骼变形所致的慢性疼痛及骨肿瘤等疾病引起的骨痛均有效，更适合有骨痛的骨质疏松症患者。

23. 降钙素有哪些适应证?

（1）骨质疏松症：降钙素可以抑制破骨细胞活性，还具有镇痛作用，因此可以用于治疗骨质疏松症。为了防止骨质进行性丢失，使用本品的患者须根据需要给予足量的钙和维生素 D。

（2）Paget 骨病（变形性骨炎）：常见于 40 岁以上人群，欧美国家发病率较高，男性多于女性。

降钙素治疗畸形骨炎：每天或隔天皮下或肌内注射鲑鱼降钙素 100U，疗程按病程而定。治疗最少需要连续 3 个月，必要时可延长。鼻喷剂：每天可用 200U。少数可用 200U/次，2 次/天。

（3）高钙血症和高钙血症危象（由下列原因引起）。

1）乳腺癌、肺或肾癌、骨髓瘤和其他恶性肿瘤骨转移或体液因素导致骨吸收加快，进而引发高钙血症。

2）甲状旁腺功能亢进症或维生素 D 中毒等。

（4）痛性神经营养不良症或 Sudeck 病（神经营养不良性症候群）：常见病因和易患因素包括创伤后痛性骨质疏松症、神经反射不良症、肩－臂综合征、灼性神经痛、药源性神经营养不良症候群。

24. 甲状旁腺素氨基端 1-34 片段是什么药?

1978 年 Keutmann 报道人甲状旁腺激素（hPTH）的一级结构，指出 hPTH 是由 84 个氨基酸残基组成的一条单链多肽分子，相对分子质量约 9400U，分子中不含半胱氨酸。氨基末端 1-34 位片段保留了 PTH 完整肽段的活性，具有较高的序列保守性，种属差异小。PTH（1-34）与位于肾脏和骨组织中 PTH 受体 1 结合，介导 PTH 大部分生物作用，如调节肾脏钙磷转运，促进尿磷排泄及钙重吸收，活化 1α 羟化酶促进肠钙磷重吸收，生理状况下主要促进骨吸收。此外还有一种 C-PTH 受体，能够与羧基末端特异性结合，

C-PTH 片段能加速骨细胞凋亡促进成骨细胞活性。

目前用于骨质疏松症临床治疗的只有 PTH（1-84）和 PTH（1-34），由于 PTH（1-84）可在外周降解产生 C-PTH，因此与 PTH（1-34）相比，抗骨质疏松的效能和机制可能不同。目前尚没有相关部门报道将 PTH（1-84）列入治疗骨质疏松症的药物当中。PTH（1-34）于 2002 年 6 月经美国 FDA 批准用于治疗绝经后妇女骨质疏松症和男性原发性骨质疏松症。

25. 甲状旁腺素氨基端 1-34 片段为什么能够促进骨形成？

PTH 能通过骨形成和骨吸收的动态调节改善骨微结构，提高骨的机械强度和抵抗外力性能。PTH 介导成骨前体细胞在骨髓基质细胞中的募集。其早期反应是由整合素介导的骨髓基质祖细胞向骨表面黏附，进而分化为前成骨细胞及成熟的成骨细胞；PTH 能减少成骨细胞的凋亡，延长成骨细胞寿命，使成骨细胞增多加上 PTH 诱导骨衬细胞的成熟，从而增加胶原的合成。此外破骨细胞在 PTH 促骨合成中起着重要作用，认为早期发育阶段的破骨细胞是 PTH 完成促骨合成作用的关键。当间歇使用 PTH 时，骨形成与骨吸收均被启动，但骨形成超过骨吸收，从而导致了间歇使用 PTH 的促骨合成特性。另有理论认为 PTH 通过独特的"成骨"基因亚群的激活参与促骨合成。对于间歇、小剂量使用 PTH 与长期持续使用 PTH 对骨的作用差别，可能是这两种用药方式所诱导的细胞因子是不同所致。持续使用 PTH 促进破骨细胞生成活化，而间断干预则通过 IGF-1 依赖性机制促进成骨细胞分化，破骨细胞生成不受影响。

26. 甲状旁腺素氨基端 1-34 片段对骨质疏松症有怎样的疗效？

由于 PTH 治疗骨质疏松症独特的机制，使得越来越多的研究者对其关注，并对 PTH（1-34）和 PTH1-84 进行了大量的临床试验。在此基础上，PTH（1-34）产品特立帕肽（Teriparatide Forteo）2002 年 6 月经美国 FDA 批准用于治疗绝经后妇女骨质疏松症和男性原发性骨质疏松症。研究表明，PTH（1-34）用于治疗骨折高危的绝经后妇女骨质疏松症，骨质疏松症患者经过 PTH

（1-34）治疗 18 个月后，能减少腰椎骨折风险 65% 和非脊椎骨折风险 53%。

目前特立帕肽的适应证包括以下几点。

（1）治疗绝经后骨质疏松症：大样本、多中心研究认为 PTH（1-34）20μg/d 和 40μg/d 均能显著提高椎体、前臂及全身骨密度，降低绝经后骨质疏松症患者椎体和非椎体骨折风险。但尽管 40ug/d 对骨密度的增加优于 20μg/d，降低骨折的风险却无差异，并且更可能产生不良反应；PTH（1-34）25μg/d 可显著提高先前使用雷洛昔芬患者的腰椎和髋部骨密度。激素替代疗法的患者加用特立帕肽提高骨密度的作用大于单独使用激素替代疗法，提示两种疗法可联合应用；研究显示，使用 PTH 结束后继续使用激素替代疗法能够维持联用时所获得的高骨质量；特立帕肽提高腰椎骨密度大于阿仑膦酸钠，但对前臂骨密度的改变刚好相反，该研究还证实两种药物的相反作用机制；与阿仑膦酸钠 10mg/d 比较，PTH（1-34） 40μg/d 提高大多数部位的骨密度和降低非腰椎骨折风险作用更大。对于先前使用阿仑膦酸钠的绝经后患者，每天或者周期性（3 个月为一个周期）使用 PTH（1-34） 25μg/d 均能显著提高腰椎骨密度，表明已经使用阿仑膦酸钠的患者改用 PTH 同样有效。研究认为同时使用 PTH 和阿仑膦酸钠并无协同作用，并认为阿仑膦酸钠能降低 PTH 的成骨作用；研究发现 PTH 和降钙素交替使用能有效提高腰椎骨密度，降低椎体骨折风险。

（2）治疗男性骨质疏松症：研究证实特立帕肽能显著提高男性骨质疏松症患者的骨密度，并认为该药可作为男性骨质疏松症患者一种潜在的可供选择的药物。有研究采用安慰剂对照药物，显示 PTH（1-34）是一种潜在的促骨形成剂，能持续提高原发性男性骨质疏松症患者腰椎和髋部的骨密度。有研究以男性骨质疏松症患者为研究对象，设 PTH（1-34）组、阿仑膦酸钠和两者合用三个治疗组，结果显示 PTH（1-34）组提高腰椎和股骨颈骨密度显著大于其他两组，联合应用组提高腰椎骨密度则大于阿仑膦酸钠组，该研究最后得出结论阿仑膦酸钠能降低 PTH（1-34）提高男性腰椎和股骨颈骨密度的作用。

（3）治疗其他类型骨质疏松症：以糖皮质激素所致的男性或女性骨质疏松

症患者为研究对象，结果显示特立帕肽提高此类患者的骨密度显著大于阿仑膦酸钠，该研究认为特立帕肽可用于骨质疏松性骨折的高危人群；以患有子宫内膜异位症并使用那法瑞林治疗的患者为研究对象，结果显示 PTH（1–34）可阻止此类患者腰椎、股骨颈和全身的骨量的丢失，且在 PTH（1–34）使用结束后，骨密度仍有增加的趋势，认为 PTH（1–34）可作为这类患者，包括雌激素缺乏的年轻女性骨量丢失的治疗药物。

27. 哪些患者适合接受甲状旁腺素氨基端 1–34 片段治疗？

骨量严重低下和有骨质疏松性骨折的绝经后女性是 PTH（1–34）较适合的人群，PTH（1–34）和阿仑膦酸钠联合使用应谨慎考虑，对于已经或正在使用雷洛昔芬、HRT 疗法的患者，尤其是疗效欠佳时可考虑加用 PTH（1–34）。

28. 哪些患者不宜接受甲状旁腺素氨基端 1–34 片段治疗？

（1）慎用者包括以下几点。

1）活动性或者新近发生的尿石症。

2）肿瘤骨转移或者有骨恶性肿瘤病史。

3）除骨质疏松症以外的代谢性骨病。

4）骨骺未愈合者。

5）畸形性骨炎。

6）先前已有高钙血症。

7）先前接受过骨骼放射治疗者。

8）不明原因碱性磷酸酶增高者。

9）有增加骨肉瘤风险的患者。

10）儿童用药安全性资料有限，应慎用。

11）孕妇用药安全性尚不明确药物对妊娠的影响。美国药品和食品监督管理局（FDA）对本药的妊娠安全性分级为 C 级，孕妇用药应权衡利弊。

12）哺乳期妇女，尚不明确本药是否泌入乳汁，应权衡利弊。

13）接受洋地黄治疗时慎用本药。

（2）用药前后及用药时应当检查或监测。

目前本药不推荐使用 2 年以上，药物治疗前后应监测以下几点。

1）血清钙、磷及尿钙浓度。

2）骨形成及骨吸收特异指标检测，如血清骨特异性碱性磷酸酶、前胶原 1− 羧基末端前肽、尿 N− 末端肽等。

3）DXA 骨密度。

29. 甲状旁腺素氨基端 1−34 片段的疗程有限制吗？

几乎所有的研究表明，腰椎、髋部总体、股骨颈等部位的 BMD 随着 PTH（1−34）使用时间的延长而逐渐增加，研究使用 PTH 时间为 1 ～ 3 年，然而，考虑到 PTH 在动物实验中诱发骨肉瘤及其价格因素，目前较公认的看法是使用 PTH（1−34）20 μg/d，治疗两年左右的时间较为合理。

目前关于此方面的临床试验太少，尚不能得出哪种方案更佳，连续和间断使用哪种更好，如何使用，最佳使用时间是多长等，是否有其他更为合理的给药方式，针对这些问题今后尚需开展更多大样本、多中心的随机对照试验和临床经济学评价，对确定疗程提供更可靠的证据。

PTH（1−34）使用疗程中出现血（尿）钙升高的问题，基本所有对象通过重复测量或减少钙摄入后迅速恢复到正常范围，极少数需要减少 PTH（1−34）的剂量或停止使用，为避免严重后果的发生，有必要严密监测血（尿）钙，并对钙和维生素 D 的补充进行严格控制。

30. 雷奈酸锶对骨骼发挥怎样的作用？

锶是人体必需的微量元素之一，参与人体许多生理功能和生化效应。锶的化学结构与钙和镁相似，在正常人体软组织、血液、骨骼和牙齿中存在少量的锶。雷奈酸锶（商品名：欧思美）是由 2 个稳定状态的非放射性的锶离子和 1 分子有机雷奈酸组成，其有机成分使雷奈酸锶在分子重量、药代动力学和安全耐受方面达到最佳组合。

雷奈酸锶通过直接和（或）基质介导抑制破骨细胞的活性和破骨细胞的分化，显著影响骨吸收。体外研究发现，雷奈酸锶使人成骨细胞的护骨素（OPG）基因表达增加，核因子 κB 受体活化因子配体（RANKL）基因表达下降，从而抑制破骨细胞的增和活性，达到抑制骨吸收的作用。临床研究发现雷奈酸锶治疗 3 个月后，反映骨吸收的 I 型胶原交联 C 端肽（sCTx）显著降低（−12.2%，$P < 0.001$），并且在整个治疗期间保持较低水平。动物实验和体外研究表明，雷奈酸锶呈剂量依赖性刺激成骨细胞的增生，促进前成骨细胞分化为成骨细胞，并增强成骨细胞的活性。有研究发现雷奈酸锶通过钙敏感受体（CaSR）介导刺激成骨细胞的增生。CaSR 是一种影响成骨细胞增殖的受体，锶是该受体的激动剂之一。雷奈酸锶和 CaSR 结合后导致 1，4，5 三磷酸肌醇活化、丝裂原活化的蛋白激酶信号转导。雷奈酸锶可促进大鼠颅盖骨成骨细胞增殖 2～3 倍，但如果是 CaSR 为阴性的大鼠颅盖骨成骨细胞，则不出现促进增殖的作用。值得注意的是，雷奈酸锶对成骨细胞的作用机制可能有多种，而 CaSR 只是其中的一种。

在原代小鼠成骨细胞和破骨细胞研究中，给予雷奈酸锶 22 天培养后，成骨细胞的标志物碱性磷酸酶（alkaline phosphatase，ALP）、骨涎蛋白（bone sialoprotein，BSP）和骨钙素（osteocalcin，OCN）的表达明显增加，同时，骨矿化小结也明显增加，而破骨细胞数目明显减少，且破骨活性明显降低。该研究从体外进一步证实了雷奈酸锶的双重作用机制，即在抑制骨吸收的同时促进骨形成。

在伴有股骨骨折的卵巢切除小鼠的研究中，给予雷奈酸锶 625mg/（kg·d），治疗 4～8 周后，结果发现雷奈酸锶治疗组的骨形成指标、骨密度和骨生化强度均显著高于安慰剂对照组，明显改善骨微结构特征。治疗 8 周后，组织学分析结果显示骨折间隙的编织骨和板样骨更加成熟和致密。这一研究结果表明雷奈酸锶的治疗可以促进骨折愈合过程。

上述基础研究表明雷奈酸锶是一个具有双重作用机制的抗骨质疏松药物，

同时可促进骨折的愈合。那么，始于 1996 年的大型国际多中心 Ⅲ 期临床研究 SOTI 和 TROPOS 的结果则表明每天使用 2g 雷奈酸锶治疗 3 年后，腰椎骨密度增加超过 14%，股骨颈骨密度增加超过 8%，并且在治疗 6 个月后骨密度就显著增加，同时在 3 年治疗期间骨密度呈持续上升趋势，且没有出现平台期。而在亚洲人群中进行的国际多中心、双盲、安慰剂对照研究，结果也显示每天 2g 雷奈酸锶治疗一年后，腰椎骨密度增加 4.32%，股骨颈骨密度增加 3.2%。此外，雷奈酸锶能显著降低绝经后骨质疏松症患者椎体和髋部骨折风险，SOTI 研究共入组了 1649 例伴有骨折史的绝经后骨质疏松症患者，平均年龄超过 70 岁，治疗一年后雷奈酸锶组的新发椎体骨折风险下降了 49%，治疗 3 年后，新发椎体骨折风险降低了 41%。同时发现可显著降低新发临床椎体骨折的风险，新发临床椎体骨折是指椎体骨折引起背痛和（或）身高降低至少 1cm。2g/d 雷奈酸锶治疗一年后，新发临床椎体骨折风险下降了 52%，治疗 3 年后降低了 38%。TROPOS 研究共入选了 5091 例绝经后骨质疏松症患者随机接受 2g/d 雷奈酸锶或安慰剂治疗，进行为期 5 年的随访，结果发现 2g/d 雷奈酸锶治疗组所有非椎体骨折相对危险（RR）下降 16%，主要脆性骨折部位（髋部、腕部、骨盆、骶骨、肋骨、胸骨、锁骨和肱骨）的相对危险下降 19%。在高危骨折亚组中（年龄 ≥ 74 岁且股骨颈骨密度 ≤ -3），雷奈酸锶治疗组的髋部骨折风险下降 36%。同时，脊柱 X 线检查发现椎体骨折相对危险下降 39%。超过 30% 的脆性骨折和超过 60% 的髋部骨折发生在年龄超过 80 岁的患者，这部分人群是骨折的高危人群。对 SOTI 和 TROPOS 研究中年龄超过 80 岁患者进行亚组分析，结果显示雷奈酸锶治疗一年后，新发椎体骨折风险下降达 59%，非椎体骨折风险下降达 41%。同时，SOTI 研究者对 353 例年龄在 50～65 岁的患者进行了亚组分析，发现经过 3 年的雷奈酸锶治疗后，这部分患者的椎体骨折风险降低了 47%。在 SOTI 和 TROPOS 研究结束后，有 879 例患者进入了后续随访研究，治疗时间超过 8 年，在后续治疗的 3 年中，患者椎体骨折和非椎体骨折发生率与治疗开始的最初 3 年结果相似，提示雷奈酸锶拥有持久的抗骨折疗效。

骨质疏松症是一种以低骨量和骨微观结构破坏，导致骨脆性增加，易发生骨折的全身性骨病。低骨量不是引起骨折的唯一因素，骨微观结构的破坏将导致骨折风险显著增加。雷奈酸锶因其独特的双重作用机制，能够显著改善骨微观结构。骨活检的三维成像显微 CT 显示，雷奈酸锶治疗 3 年后，与安慰剂相比，骨小梁数目增加 14%，骨小梁间隙缩小 16%，使骨小梁从"杆状结构"变成"板状结构"，稳定性指数显著增高，同时使骨皮质厚度增加 18%，这显著增加长骨的骨强度。

综上所述，体外实验和临床研究均证实雷奈酸锶可同时作用于成骨细胞和破骨细胞，在抑制骨吸收的同时可促进骨形成，是一个具有双重作用机制的抗骨质疏松药物。雷奈酸锶 2g/d 治疗一年后显著增加腰椎和股骨颈骨密度，同时明显降低绝经后骨质疏松症患者椎体和髋部骨折风险。然而，近年来，有研究显示雷奈酸锶可能增加深静脉血栓的风险，还可能增加心血管系统的不良反应，其临床应用受到明显限制。

31. 哪些患者适合接受雷奈酸锶治疗？

雷奈酸锶治疗的适应人群主要为绝经后骨质疏松患症者，推荐剂量为 2g/d，睡前服用，最好在进食 2 小时之后，不宜与钙和食物同时服用。如果饮食中钙摄入不足，应当补充维生素 D 和钙。

在老年人群中使用，无须根据年龄调整剂量。肌酐清除率在 30～70ml/min 的轻中度肾功能损害的患者，无须调整剂量，但不推荐在肌酐清除率 < 30ml/min 的重度肾功能损害的患者中使用。由于雷奈酸锶不经过肝脏代谢，故肝功能损害的患者无须调整剂量。

32. 哪些不适合接受雷奈酸锶治疗？

雷奈酸锶一般不推荐用于肌酐清除率 < 30ml/min 的严重肾损害患者，或者对锶盐及其辅料过敏者。临床研究发现雷奈酸锶可能增加静脉血栓（VTE）包括肺静脉血栓的发生风险，发生率大约为 0.7%，具体原因目前尚不清楚，因此，对具有高 VTE 风险的患者，包括既往有 VTE 病史的或者不能活动的患者，

均应慎用雷奈酸锶。

上市后研究发现服用雷奈酸锶存在严重皮肤反应的风险，包括药疹伴嗜酸性粒细胞增多和全身症状、多形性红斑和中毒性表皮坏死松解症。多形性红斑和中毒性表皮坏死松解症多发生于治疗后 1 周内，嗜酸性粒细胞增多和全身症状通常发生在治疗 3 ~ 6 周时间，一旦出现皮肤严重过敏反应，包括皮疹，必须立刻停止用药，以后任何时间也不再重新应用。

33. 维生素 K 对骨骼具有什么作用？

维生素 K 是一种脂溶性维生素，为 2- 甲基 −1，4 萘醌的系列衍生物，是人体中不可缺少的重要营养元素之一。20 世纪 30 年代，丹麦营养生物学家 Henrik Dam（1895—1976 年）首次发现一种具有凝血功能且有别于维生素 A、维生素 D、维生素 E 的脂溶性维生素，将其命名为维生素 K。1960 年，Bouckaert 等报道维生素 K 能促进大鼠与家兔的骨折愈合，而这一发现也拉开了人类认知维生素 K 参与人体骨代谢的序幕。1975 年，Pettifor 等发现孕妇口服抗凝剂所产婴儿鼻骨发育不全，首次报道了维生素 K 缺乏对人体骨发育的影响。此后，Kobayashi 等对切除双侧卵巢或注射糖皮质激素诱发的大鼠骨质疏松模型，给予口服维生素 K 干预 6 个月，结果显示与对照组相比，维生素 K 治疗组的大鼠骨骼抗折断强度、骨钙含量及骨密度均有明显改善。

除了大量的基础研究，目前已有许多关于维生素 K 的临床干预实验报道。绝经后妇女每天补充维生素 K，可增加血中骨钙素含量（骨形成指标），减少尿羟脯氨酸排泄（骨吸收指标）。与此相反，长期使用双香豆素（维生素 K 拮抗剂，如华法林）的患者血清维生素 K 含量降低，骨密度减少，尿钙丢失增加。1995 年，日本学者将口服维生素 K2 软胶囊（四烯甲萘醌，固力康）用于临床，治疗骨质疏松症，取得了一定的疗效。总之，临床实验和动物试验均表明，维生素 K 具有促进骨形成的作用，并有一定抑制骨吸收的作用，在骨质疏松的预防和治疗中占据重要地位。

34. 哪些患者适合接受维生素 K 治疗？

维生素 K 适用于各种病因引起的骨质疏松症的骨量和疼痛的改善、预防骨折发生的风险。尤其适用于绝经后骨质疏松症妇女，以及骨转换速率降低、不适用双膦酸盐的老年性骨质疏松症患者。维生素 K 与其他抗骨质疏松药物如维生素 D3、双膦酸盐及雌激素受体调节剂雷洛昔芬的联合应用正在得到较深入的研究。与现有的绝大多数市售防治骨质疏松药物相比，维生素 K 为人体内源性物质，不良反应少、安全性良好，对肝肾功能及其他合并症的限制较小，且具有很宽的安全用量范围。大量以维生素 K2 进行的临床实验表明，即使剂量超过每天 40mg，也未见高凝血状态的不良反应出现。因此，维生素 K 凭借其促进骨形成及抑制骨吸收的双向调节机制和良好的安全性，已在防治骨质疏松症领域占据一席之地。

35. 哪些患者不适合接受维生素 K 治疗？

双香豆素类药物（华法林）与维生素 K 存在竞争性拮抗作用，大约只需 1mg 左右的维生素 K 即可抵消华法林的作用，从而降低华法林的疗效，因此使用华法林治疗期间应禁用维生素 K。但是，肝素及新型的抗凝药如利伐沙班等与维生素 K 间无配伍禁忌。此外，孕妇、哺乳期妇女及儿童用药的安全性尚未确立（缺乏临床经验），应在医师的指导下应用。因老年人长期使用本品的情况居多，所以在用药过程中应密切观察患者的状态。若使用药物后出现皮疹、皮肤发红、瘙痒时，应立即停止用药。因维生素 K 系脂溶性维生素，空腹服用时吸收较差，必须让患者饭后服用，对于禁食水或无法摄入含脂食物的患者，药物吸收利用率较低。

36. 哪些治疗骨质疏松症的药物能同时使用？

骨质疏松症的发生与骨吸收和骨重建的失衡相关。依据骨质疏松症的发病机制不同，临床上治疗骨质疏松症的药物主要分为基本补充剂和抗骨质疏松药物。基本补充剂包括钙剂、维生素 D 和活性维生素 D 及其类似物；抗骨质疏松药物包括以下几点。

(1) 抗骨吸收药物：双膦酸盐、雌激素及其受体调节剂、降钙素等。

(2) 促骨形成药物：甲状旁腺素（PTH）及其类似物。

(3) 其他类型药物：兼有抗骨吸收和促骨形成的药物如维生素 K2 等。

钙剂是保证骨骼健康的基本补充剂，适量的补钙可以延缓骨丢失，促进骨矿化。我国营养学会制定的每天钙元素摄入推荐量成人为 800mg，绝经后妇女和老年人为 1000mg。我国老年人平均每天从饮食中获得钙元素含量约为400mg，故每天应补充的元素钙为 500 ～ 600mg。钙剂应与维生素 D 同时补充，以促进肠钙吸收。维生素 D 降低骨折发生率的程度取决于体内 25- 羟维生素 D 的水平，当血清 25- 羟维生素 D 水平低于 30μg/L 时，补充维生素 D 能够明显减少骨折的发生，但是当血清 25- 羟维生素 D 水平高于 30μg/L 时，补充维生素 D 的作用就会减弱。25- 羟维生素 D 达到 30μg/L 作为补充维生素 D 的最低目标，其理想范围为 30 ～ 50μg/L。活性维生素 D 及其类似物如骨化三醇和 α- 骨化醇适用于老年人、肝肾功能不全及维生素 D 代谢障碍的患者。活性维生素 D 的直接作用是促进肠钙吸收和肾脏钙、磷的回吸收，同时作用于骨形成和骨吸收两个环节，兼有抑制骨吸收和刺激骨形成的双重作用，这些作用相对较弱。

联合治疗包括抗骨质疏松药物和基本补充剂的联合，即"广义的联合治疗"以及单纯治骨质疏松药物间的联合，即"狭义的联合治疗"。序贯治疗是基于对骨重建周期的认识，而采用的不同药物或干预措施的依次和周期使用。理想的联合治疗应该是两种或者更多的药物一起使用能够产生尽可能多的叠加作用和协同作用，达到最大疗效，同时并不增加不良反应。对于抗骨质疏松症药物的联合应用以及序贯应用问题，目前临床上尚无相关指导标准。钙剂和维生素D，包括活性维生素 D 及其类似物的联合应用是公认的。在此基础上，可分别与抗骨吸收药、促骨形成药物或其他类型药物合用，常见的方案如加用双膦酸盐。当患者出现严重骨痛时可以使用降钙素治疗。绝经后骨质疏松妇女可依据获益与风险比，权衡是否采用雌激素替代治疗。围绝经期女性在应用低剂量的雌激素同时，对于骨量丢失较为显著的患者可以考虑短时间内合用其他抑制骨吸收药物。对于使用雌激素或雌激素受体调节剂治疗的绝经后骨质疏松妇女，必要时可加用PTH，因为PTH与雌激素联合应用的效果强于单独应用雌激素。对于序贯治疗方案，目前无相关用药标准，亦无明确应用禁忌。已经明确有效的序贯治疗方案如先应用促骨形成剂，随后使用抗骨吸收剂，即在停用PTH后加用其他抗骨吸收药物如双膦酸盐，不仅能够维持PTH的疗效，而且还发挥了自身的骨量增加作用。在应用降钙素后，序贯使用双膦酸盐类药物不仅可以改善骨小梁结构，还可以促进骨基质矿化和增加骨量。

37. 哪些治疗骨质疏松症的药物不适合同时使用？

抗骨质疏松症的药物治疗日趋靶向化，新药研发从细胞活性水平深入至信号传导通路水平，以提高药物效能。临床上抗骨质疏松症的治疗也从单一用药推进至序贯和联合治疗，以便使患者获得更长的骨保护期，并减少长期单一用药的严重不良反应。

两种抗骨吸收的药物联合应用在抑制骨吸收方面的作用可能叠加，导致骨吸收被过度抑制，目前尚无证据表明两种抗骨吸收药物的联合治疗具有降低骨折发生率的叠加作用（如双膦酸盐加雌激素或者雷洛昔芬，雌激素加降钙素），仅仅观察到这种治疗可以降低骨转换和增加骨密度的结果。此种联合治疗方案目前主要指双膦酸盐与雌激素替代间的联合治疗。研究发现雌激素与阿仑膦酸钠联合应用可以增加腰椎骨密度含量，但是在股骨颈处骨密度的改善则未有一致性结果。由于抗骨质疏松治疗的目标是通过增加骨量，改善骨强度，降低骨折发生率，因此临床上不推荐不能确切降低骨折发生率的治疗方式。双膦酸盐与降钙素短时间内合用可以改善骨量，明显缓解骨痛症状，但两者长期联合应用的治疗效果并不显著。因此不推荐长期联合用药。

骨吸收抑制剂及骨形成促进剂联合应用如PTH（1-34）与双膦酸盐合用时，疗效并没有增强，相反双膦酸盐还会减弱PTH（1-34）刺激骨形成和增加骨密度的作用，因此不建议PTH（1-34）与双膦酸盐同时应用。根据目前现有研究资料，在 PTH（1-34）应用 1 ～ 2 年停用后序贯给予双膦酸盐可以达到较好的巩固和治疗作用。

38. 骨质疏松治疗进展：什么是狄诺塞麦？

狄诺塞麦为 FDA 批准的一种骨质疏松治疗药物，狄诺塞麦为单克隆抗体类生物制剂，对核因子 κB 受体激活物配基（RANKL）具有靶向性的灭活作用。核因子 κB 受体激活物配基是由成骨细胞分泌，作用于破骨细胞，增加破骨细胞活性，是骨吸收过程中必须的信号物质。狄诺塞麦通过对其的灭活作用而延缓骨吸收过程，从而能有效地降低骨折风险。狄诺塞麦是被批准用于骨质疏松症的"生物学疗法"，主要用于预防绝经期妇女骨质疏松相关性骨折。

（1）狄诺塞麦适用人群

1）伴有骨质疏松症并处于骨折高风险人群的绝经期女性（如先前有骨质疏松相关性骨折或伴有多种骨折风险因素）。

2）伴有骨质疏松症且对先前治疗方案无效的患者。

3）不能耐受其他抗骨质疏松药物治疗的患者。

4）2010 年 11 月 18 日批准用于预防已扩散到骨的癌症所造成的骨相关事件。

5）2013 年 6 月 13 日批准用于成年和青少年的骨巨细胞瘤。

（2）狄诺塞麦使用的重要限制：不适用于在多发性骨髓瘤患者中预防骨骼相关事件。

（3）使用方法：上臂、大腿或腹部皮下注射 120mg，每四周一次。

（4）注意事项：①接受该药治疗的患者当中可能发生低钙血症。因此在治疗前和治疗期间应该补充钙剂和维生素 D，并监测血钙；②接受该药治疗的患者当中可能发生下颌骨坏死。因此在开始治疗前应该进行口腔检查，在治疗过程中应避免侵害性牙科手术。

（5）不良反应：最常见的不良反应是疲劳、虚弱、低磷酸盐血症和恶心。

39. 骨质疏松治疗进展：骨硬化素单克隆抗体是怎样的药物？

骨硬化素可负向调节骨代谢，其单克隆抗体可拮抗负向调节作用，在促进骨形成的同时抑制骨吸收。骨硬化素通过与 Wnt 经典信号通路共受体低密度脂蛋白受体相关蛋白 5/6 结合，以阻断 Wnt 通路，从而抑制成骨细胞分化和矿化，其单克隆抗体通过与骨硬化素特异性结合而间接促进骨形成，抑制骨吸收，在骨质疏松的治疗中有重大意义。同时，与其他治疗方法相比，骨硬化素作用靶点的组织特异性及骨硬化素单克隆抗体的结合特异性为其增加了应用优势。

目前已有大量动物实验表明，骨硬化素单克隆抗体能有效治疗骨质疏松。应用骨硬化素单克隆抗体的大鼠骨形成显著增加，骨强度增加，同时破骨细胞水平降低，说明典型的成骨细胞－破骨细胞耦联关系被打破，成骨的同时未出现破骨细胞反应性地活动增加，提示骨硬化素单克隆抗体具有抑制破骨细胞活动的功能，并具有促进成骨细胞活动的功能。将骨硬化素单克隆抗体用于随机双盲安慰剂对照的临床试验显示，在 85 天的临床试验后，受试者骨密度有显著提高，与安慰剂对比，受试者腰椎骨密度最高增长 5.3%，骨盆骨密度最高增长 2.8%，而体内骨形成标志物增加，骨吸收标志物减少，可成为机体耐受性好且疗效显著的骨质疏松治疗药物。

骨硬化素单克隆抗体已于 2010 年 2 月申请专利成功并投产，但将骨硬化素单克隆抗体应用于治疗骨质疏松的方法目前尚处于临床试验阶段，尚未完全推行。

40. 骨质疏松治疗进展：组织蛋白酶 K 抑制剂有什么作用？

破骨细胞功能活化是骨质疏松发生的重要原因。组织蛋白酶是破骨细胞表达的一类酶，参与有机质的降解，与骨质疏松的发生密切相关，其中组织蛋白酶 K 是最重要的一种酶。组织蛋白酶 K 通过抑制其对有机质的降解治疗骨质疏松。在目前进行的一些研究中发现，应用组织蛋白酶 K 抑制剂可以增加皮质厚度和小梁骨的骨矿含量，进而增加骨密度和骨的负荷强度。

一项研究表明，伴有低骨量的绝经后妇女先接受了两年的组织蛋白酶 K 抑制剂治疗，随后又接受了一年的延伸研究，结果表明持续治疗腰椎骨密度第 1 年比基线增加了 7.9%，第 2 年又增加了 2.3%，全髋则分别为 5.8% 和 2.4%，终止治疗则出现所有部位的骨密度下降，但仍然高于基线值或与基线值相当。另一项针对绝经后妇女进行的研究中，研究者采用高分辨 CT 检查发现，无论是小梁骨体积、骨密度还是皮质骨体积、骨密度、皮质骨厚度，小梁骨的数量，在远端桡骨，口服 50mg 组织蛋白酶 K 抑制剂组均高于安慰剂组。

作为一种骨吸收抑制剂，组织蛋白酶 K 抑制剂能有效地减少骨流失，增加腰椎和髋部的骨密度，相对于传统的骨吸收抑制剂呈部位特异性。组织蛋白酶 K 抑制剂只影响破骨细胞的吸收活性，而不减少破骨细胞的数量。这些新特性，为目前抗骨质疏松治疗带来了希望。

41. 骨质疏松治疗进展：新型选择性雌激素受体调节剂有哪些？

选择性雌激素受体调节剂是一类人工合成的结构类似雌激素的药物，能像雌激素那样作用于骨骼的雌激素受体产生作用，而在乳腺、子宫等组织中产生与雌激素作用相反的作用，不仅能调节骨转换，提高骨密度和骨质量，明显降低骨质疏松性骨折的发生率，而且对改善血脂和心血管疾病，以及预防乳腺癌的发生中有重要作用。

选择雌激素受体调节剂包括三类：①第一类为三苯乙烯类：包括克罗米芬、三苯氧胺、托瑞米芬；②第二类为苯并噻吩类：代表药物为雷洛昔芬，是目前最广泛应用于治疗绝经后骨质疏松的选择性雌激素受体调节剂。雷洛昔芬的雌激素受体激动作用表现在骨和血脂方面，已在几个国家 FDA 批准用于预防绝经后妇女骨质疏松和预防脆性骨折，剂量为每天 60mg，一般四周后可减少尿钙排泄，改善全身钙平衡。在 MORE 临床试验中，每天 60 ~ 120mg 雷洛昔芬治疗两年，与单纯补充维生素 D 和钙及安慰剂组相比，降低无症状或有症状的压缩性椎骨骨折可达 50%。雷洛昔芬的雌激素受体拮抗药作用表现在乳腺，可减少乳房疼痛。其拮抗剂作用还表现在子宫内膜，对阴道出血，阴道排液及乳房疼痛等发生率均与安慰剂组相似，而侵袭性乳癌的危险却比安慰剂组下降2/3。不良反应包括静脉血栓、潮热、下肢痉挛等；③第三类为色满类：有降低低密度脂蛋白 −C 和抑制骨吸收作用，目前正进行防治骨质疏松的Ⅲ期临床试验。

（朱　梅　刘建民　陈德才　徐又佳　董　进）

第十四部分　关注骨质疏松性骨折

1. 骨质疏松性骨折有哪些诱因？

（1）主要危险因素：跌倒、低骨密度、脆性骨折史、年龄＞65 岁、有骨折家族病史。

（2）次要危险因素：嗜烟、酗酒、体重过低、性腺功能减退、早绝经（＜45 岁）、长期营养不良、影响骨代谢药物使用史（糖皮质激素、肝素等）、类风湿关节炎、甲状腺功能亢进、甲状旁腺功能亢进患者。

2. 骨质疏松性骨折最常发生在哪些部位？

发生骨质疏松性骨折的常见部位为脊柱、髋部、腕部（桡骨远端）和肩部（肱骨近端）。

（1）脊柱是骨质疏松性骨折最常见的部位，其中约 85% 有疼痛症状，其余 15% 可无症状。脊柱骨质疏松性骨折，往往外伤较轻，或无明显外伤史，易漏诊或误诊。

（2）髋部骨质疏松性骨折，特点是致畸致残率高、康复缓慢、死亡率高。

（3）腕部（桡骨远端）骨质疏松性骨折多为粉碎性骨折，且常累及关节面，骨折愈合后易残留畸形和疼痛，造成腕关节和手部功能障碍。

（4）肩部（肱骨近端骨折）如果累及肩关节内结构，属于关节内骨折，处理不好可能明显影响患者的肩关节功能，造成肩部的疼痛和活动受限。

3. 怀疑骨质疏松性骨折应该做哪些检查？

（1）影像学检查

1）X 线检查：确定骨折的部位、类型、移位方向和程度。

2) CT：准确显示骨折的粉碎程度及椎管内的压迫情况。

3) CT 三维成像技术：清晰显示关节内或关节周围骨折的形态和移位。

4) MRI：可发现隐匿性骨折以及鉴别新鲜或陈旧性骨折。

(2)骨密度检查：拟诊为骨质疏松性骨折的患者，有条件可行骨密度检查，方法有 DXA、QCT、pQCT 等，其中双能 X 线吸收法 DXA 是目前国际公认的骨密度检查方法。

参照 WHO 推荐的诊断标准，DXA 测定骨密度值是与同性别、同种族健康成人的骨峰值进行比较的标准差。骨密度降低不足 1 个标准差属正常（T 值 ≥ −1.0 SD）；降低 1 ~ 2.5 个标准差为骨量低下或骨量减少（−2.5 SD ＜ T 值 ＜ −1.0 SD）；降低程度 ≥ 2.5 个标准差为骨质疏松（T 值 ≤ −2.5 SD）；降低程度符合骨质疏松诊断标准，同时伴有一处或多处骨折为严重骨质疏松。

(3)实验室检查：根据需要可选择检测血、尿常规，肝肾功能，血糖、钙、磷、碱性磷酸酶、性激素、25OHD 和甲状旁腺激素等。

根据病情监测、药物选择、疗效观察和鉴别诊断的需要，有条件者可检测骨代谢和骨转换指标（包括骨形成和骨吸收指标），以便进行骨转换分型，评估骨丢失速率、病情进展及再骨折风险，选择干预措施。

(4) 鉴别诊断：注意与骨转移瘤、多发性骨髓瘤等骨肿瘤以及甲状旁腺功能亢进等其他代谢性骨病导致的继发性骨质疏松性骨折进行鉴别。

4. 骨质疏松性骨折骨科治疗原则有哪些?

复位、固定、功能锻炼和抗骨质疏松治疗是治疗骨质疏松性骨折的基本原则，理想的治疗是上述四者有机结合。

在尽可能不加重局部血运障碍的前提下将骨折复位，在骨折牢固固定的前提下尽可能早期进行功能锻炼，使骨折愈合和功能恢复均达到比较理想的结果。同时合理选择和使用抗骨质疏松药物，避免骨质疏松加重或发生再骨折。

骨质疏松性骨折的治疗强调个体化，根据骨折部位、骨折类型、骨质疏松程度和患者全身状况而定，权衡非手术与手术治疗的利弊，作出合理选择。

骨质疏松性骨折多见于老年人，整复和固定应以方法简便、安全有效为原则，以尽早恢复伤前生活质量为目的。

骨质疏松性骨折患者的康复治疗既要遵循一般骨折术后的康复规律，又要考虑到患者骨质量差、内固定不牢固及骨折愈合缓慢的特点。

5. 什么叫椎体成形术？

椎体成形术是将椎体增强剂（骨水泥等）经椎弓根注入病变椎体，从力学上增强其结构强度，达到缓解疼痛和稳定病变椎体的目的。

椎体成形术可以采取开放式式，由于创伤较大，目前其手术方法出现了经皮椎体成形术和经皮椎体后凸成形术，是目前建议采用的微创手术治疗措施，主要用于骨质疏松性椎体压缩骨折的治疗，均可达到减轻疼痛、稳定脊椎、恢复脊柱生理曲度和早期起床活动等目的。

解释：

经皮椎体成形术：指经皮通过椎弓根或椎弓根外向椎体内注入骨水泥以达到增加椎体强度和稳定性，防止塌陷，缓解疼痛，甚至部分恢复椎体高度为目的一种微创脊椎外科技术。

经皮椎体后凸成形术：经皮椎体成形术的改良与发展，研制出一种可膨胀性扩骨球囊，采用经皮穿刺椎体内球囊扩张的方法使椎体恢复高度，在椎体内部形成空间，这样可减小注入骨水泥时所需的推力，而且骨水泥置于其内减少渗漏。

6. 椎体成形术有哪些利与弊？

（1）利

1）椎体成形术创伤小，一般在局麻下即可完成。

2）椎体成形术能使因椎体骨折或骨质破坏引起的疼痛短期内迅速减轻或消失，预防椎体的进一步塌陷，是一种方便、有效、微创的新方法。

3）椎体成形术适用于老年人骨质疏松性椎体压缩骨折，尤其适合于内科并发症多、不宜长期卧床的老年患者、疼痛剧烈不能忍受者、经反复保守治疗效果不佳者。

（2）弊：由于骨水泥材料不能被身体吸收或者替代，长期存留在椎体内的结果尚不清楚，因此，不建议用于年轻的骨质疏松椎体压缩骨折。另外，该技术的应用有一些禁忌证。

1）禁忌证包括有严重心肺功能障碍不能耐受手术，患有出血性疾病，椎体后缘破坏并伴有明显脊髓受压，双下肢有明显神经症状；椎体压缩程度过大等患者。

2）椎体成形术治疗骨质疏松性压缩骨折并发症的发生率很小，临床上比较常见的有：短暂的血压波动（一过性血压波动）、鼻咽部及口腔异味、短暂发热（一过性发热）、疼痛加重、神经受压、肺栓塞（肺动脉分支被脱落的骨水泥栓子堵塞后发生的相应肺组织供血障碍，严重者可以危及生命）、感染等。

血压波动及鼻咽部口腔异味多与灌注剂反应有关，而其余并发症多与灌注剂渗漏有关。

7. 髋部骨折如何骨科手术？

髋部骨质疏松性骨折主要包括股骨颈骨折和股骨转子间骨折。

（1）股骨颈骨折：根据患者具体情况可采取非手术或手术治疗。若骨折移位不明显或为嵌插骨折，或一般情况较差而无法耐受手术者，可采取非手术治疗，包括卧床、牵引（骨牵引或皮牵引）、支具固定、营养支持等治疗措施。有移位的股骨颈骨折常需手术治疗，包括外固定架、内固定、人工关节置换（人工股骨头置换、人工全髋关节置换）等。高龄、全身情况较差、预期寿命不长、髋臼基本完整者，可考虑行人工股骨头置换，以缩短手术时间，减少术中出血。

（2）股骨转子间骨折：有移位者可行闭合复位，内固定手术。闭合复位困难，且身体条件较好者也可以采取切开复位内固定手术。

8. 前臂骨折如何手术治疗？

治疗多采用手法闭合复位，石膏或小夹板外固定。对闭合或移位少的桡骨远端骨折，采用手法复位，小夹板外固定；轻度移位桡骨远端骨折，手法复位后，以管型石膏或石膏托超关节固定；手法复位宜尽量恢复关节面的平整及正常的掌倾角和尺偏角。

对累及关节面的腕部（桡骨远端）粉碎性骨折、不稳定的腕部（桡骨远端）骨折、手法复位不满意者，可根据骨折的具体情况选用外固定支架、切开复位内固定等术式。对软组织损伤较严重的开放性骨折，前臂多处骨折，以及难于手法复位或难于外固定的骨折，应切开复位，行内固定；对前臂软组织，肌肉血管损伤严重肿胀引起前臂骨筋膜室综合征必须早期切开减压，以避免组织、神经等出现缺血性坏死。

骨筋膜室综合征是指骨筋膜室（由骨、骨间膜、肌间隔和深筋膜形成）内肌肉和神经因急性缺血缺氧而产生的一系列早期的症状和体征。

9. 肱骨骨折如何手术治疗？

（1）无移位的肱骨近端骨折：可采用非手术治疗，方法为颈腕吊带悬吊、特殊位置绷带固定或肩部支具固定等。

（2）有移位的肱骨近端骨折：多需手术治疗，可根据患者具体情况采用闭合或切开复位内固定手术或人工肱骨头置换手术等。切开复位内固定可采用肩部（肱骨近端）钢板固定等，其手术疗效较好，对周围软组织有一定干扰。手术后要认真进行肩关节康复。高龄肩部（肱骨近端）三部分或以上的严重粉碎性骨折患者，可考虑行人工肱骨头置换术，手术后辅助康复治疗。

10. 骨折会导致深静脉血栓吗？

患者在骨折时可能伴有血管的损伤，容易出现血栓。骨折后多数患者需要制动，或者卧床休息，这期间下肢静脉血流缓慢，容易出现深静脉血栓。因此，骨科手术后，骨质疏松性骨折患者除了要进行抗骨质疏松药物治疗，还要注意康复治疗，既要遵循一般骨折术后的康复规律，又要考虑到患者骨质量差、内固定不牢固及骨折愈合缓慢的特点。早期进行肌肉、关节的被动和主动锻炼，尽早活动，减少卧床时间。同时，骨质疏松性骨折患者除防治骨折引起的局部并发症外，还应重视全身状况的改善，积极防治下肢深静脉血栓、坠积性肺炎、泌尿系感染和褥疮等并发症，降低致残率及死亡率。

静脉血栓栓塞症：指血液在静脉内不正常地凝结，使血管完全或不完全阻塞，属静脉回流障碍性疾病。深静脉血栓可发生于全身各部位静脉，以下肢深静脉为多，常见于骨科大手术后。

11. 深静脉血栓会造成怎样的后果？

有些骨科患者手术做得很成功，但是术后几天一下床，竟突然死亡。原来，患者在骨科术后发生了深静脉血栓，因血栓脱落导致肺栓塞而殒命，一旦发生，无特效治疗。所谓深静脉血栓，是指血液在深静脉血管腔内异常凝结，导致血管管腔阻塞，静脉血回流受阻，从而继发一系列的临床症状。深静脉血栓形成大都发生于制动状态（尤其是骨科大手术）。致病因素有血流缓慢、静脉壁损伤和高凝状态三大因素。除少数能自行消融或局限于发生部位外，大部分会扩散至整个肢体的深静脉主干，继而影响下肢的静脉回流，引起相应的临床症状；在临床上，只有 10% ~ 17% 的深静脉血栓患者有明显的症状，包括下肢肿胀、局部深处触痛和足背屈性疼痛，大部分患者无明显的不适主诉，通常行深静脉 B 超时发现。小腿肌静脉丛内，为深静脉血栓的好发部位，常不影响血液回流，临床表现不明显。若血栓继续发展伸展至股深静脉，整个下肢静脉处于严重回流障碍，此时伴行动脉痉挛，即为股青肿，表现为起病急骤，患肢剧烈疼痛肿胀，皮肤绷紧发亮、变紫，足背、胫后动脉搏动消失或明显减弱，全身反应重，体温升高，大量体液渗入患肢，可出现休克，晚期发生静脉性坏疽；若深静脉栓子不慎脱落，则会顺着静脉系统血流到达肺动脉，造成致命性的肺栓塞，目前无特效治疗，几分钟内即可猝死。临床上深静脉血栓引起的肺栓塞，死亡率高达 70%，在几分钟到几小时内死亡，是一种严重威胁生命的疾病，一般表现为长期卧床患者下地活动后突然发生胸闷、胸痛、呼吸困难、窒息感、咳嗽、咯血等症状。

12. 怎样减少骨折后深静脉血栓的发生？

骨折患者是深静脉血栓的高发人群，尽可能采取相应措施预防深静脉血栓形成。抬高患肢，促进静脉回流，减轻肿胀，注意用软枕垫起，避免只在膝下垫枕，导致屈膝 窝血管受压；戒烟，防止烟中尼古丁刺激引起静脉痉挛，影响静脉回流，致使血流减慢造成血液凝集；鼓励患者清淡饮食，保持大便通畅，预防便秘，避免因排便困难引起腹内压增高，影响静脉回流；每天饮水 2000 ～ 3000ml，既可补充血容量又可降低血液黏稠度。术后尽早主动或被动活动，术后 24 小时后做足趾及踝关节屈伸活动，一般每天 3 ～ 5 次，每次 5 ～ 10 分钟，术后第 2 天做股四头肌及腓肠肌的等长收缩，3 ～ 5 次／天，每次 10 ～ 20 分钟，以促进静脉回流，减少血栓形成的概率；术后定时翻身，以每 1 ～ 2 小时翻身一次为宜，但应避免患肢受压，尽量减少患者卧床的时间。术后患者可使用弹力绷带、弹力袜，使用下肢功能锻炼器（CPM）及使用间歇性加压泵减少静脉瘀滞和增加回流。对于有高凝状态的患者，术后应使用抗凝药物如低分子肝素、低分子右旋糖酐、羟乙基淀粉注射液、复方丹参注射液、人血白蛋白等预防血栓的发生，同时注意观察伤口渗血的情况。深静脉血栓形成后 1 ～ 2 周最不稳定，栓子极易脱落，如果栓子脱落后随静脉血流经心而进入肺动脉，则可能导致肺栓塞。因此，对术前已经发生深静脉血栓的患者，应嘱患者绝对卧床，抬高患肢 20 ～ 30cm，术前放置下腔静脉滤网，以免术中搬动致栓子脱落，导致致死性的肺栓塞。

13. 骨折期间使用哪些治疗骨质疏松药物有益？

对于骨质疏松症患者骨折的治疗，抗骨质疏松是必不可少的。钙对骨的健康维持非常重要，无论从预防和治疗骨折角度，都应根据不同情况给予充足的钙。绝经妇女和 65 岁以上的老年人宜摄入 800 ～ 1000mg/d。目前市场上钙剂种类繁多，应考虑其钙元素含量、是否含有维生素 D、生物利用度及安全性问题。活性维生素 D 能够增加钙磷吸收，增加骨矿化；还能够增加骨基质蛋白，维持正常的骨重建过程，增加骨量及改善骨质量，促进骨折愈合。雌激素替代疗法可以有效预防绝经后的骨丢失，同时对绝经后骨质疏松和由其引起的骨折具有确切的疗效；同时可以有效减少雌激素缺乏对骨植入物的影响并促进骨折端松质骨愈合。降钙素能在短时间内迅速抑制破骨细胞的活性，长期应用则可减少破骨细胞的数量，从而抑制骨吸收，治疗骨质疏松，增强骨质，常用药物有密盖息和益盖宁。目前已有大量研究结果提示，降钙素是骨质疏松尤其是骨质疏松性骨折治疗的重要选择，并且适用于治疗椎体骨折引起的疼痛。甲状旁腺素是目前唯一被 FDA 批准临床应用的促进骨形成药物，有研究认为甲状旁腺激素低剂量能够促进骨折愈合，改善愈伤组织形成结果。

14. 骨折期间不宜使用哪些治疗骨质疏松药物？

常用抗骨质疏松药物包括了抗骨吸收药物和少数促骨形成药物。抗骨吸收药是目前临床上较常用的抗骨质疏松的一线药物。抗骨吸收药物的作用在于通过抑制破骨细胞活性和数量而直接抑制骨吸收作用。抑制骨吸收就可能减慢骨的代谢及更新速度，可能会对骨折的愈合及新骨形成产生影响。然而通过大量实验与临床研究发现，双膦酸盐对骨质疏松性骨折术后的患者有增加骨折术后患者的骨质与内植物的整合度，其对内植物周围骨质骨密度值及内植物拔出时的扭力都有增强作用。但是骨痂塑形阶段的骨痂重吸收速度减慢，骨痂逐渐被清除，被正常板层骨取代，整个过程需要数年时间才能完成，骨的更新速度减慢。

随着近年来更加强效的双膦酸盐类药物的应用，抗骨吸收药物对骨折愈合影响的疑虑依然存在，好消息是目前小样本的临床观察没有发现该类药物对骨折愈合形成负面影响。鉴于其胃肠道不良反应，一般临床上建议服药后直立位30 分钟，对于部分骨折卧床患者难以直立位，加之骨痂塑形阶段的骨痂重吸收速度减慢，因此目前临床上建议骨折前 2 周不适用双膦酸盐类药物进行抗骨质疏松治疗。有研究认为甲状旁腺激素虽能够增加骨质矿化面积及骨外膜及皮质内表面骨形成率，促进骨折的愈合，但是也能够增加形成皮质的孔径，影响整体的骨质量。但目前临床上并没有发现其对骨折愈合存在较大的影响，并无特殊限制。

15. 髋部骨折会引起股骨头坏死吗?

髋部骨折会引起股骨头的坏死,主要是因为外伤导致供应股骨头的血管受损。股骨头的血液供应来自旋股内动脉主干之终末支外骺动脉,此动脉 2 ~ 6 小支由股骨头颈交界之外上部进入股骨头,供给股骨头之外侧 2/3 ~ 3/4;其次是旋股外动脉发出的下骺动脉,此动脉有 1 ~ 2 支在股骨头软骨内下缘处进入头部,供给头内下 1/4 ~ 1/2;圆韧带动脉发自闭孔内动脉,一般供给股骨头凹窝部分;来自股骨上端之骨髓内动脉无独立分支达头部;因此外伤原因致髋部骨折损伤股骨头供应血管均有可发生股骨头坏死。髋部骨折包括髋臼骨折、股骨颈骨折与粗隆间骨折。髋臼骨折致圆韧带动脉损害进而导致股骨头凹窝坏死,并且股骨头坏死的发生率与其整复的时间及质量有关,整复越早,髋臼复位越平整,则出现股骨头坏死的概率越低。

股骨颈骨折后较易发生股骨头缺血坏死,尤其是头下型骨折,其发生的时间,一般认为绝大多数在骨折后 1 ~ 5 年,最早可以在伤后 2 ~ 3 个月出现。股骨颈骨折所致缺血性坏死的发生主要取决于股骨头供应血管的损伤程度,以及侧支代偿的能力,其坏死发生率一般在 20% ~ 40%。

股骨头缺血性坏死的范围初期多发生在股骨头的上外方,表现为局部骨密度增高,骨小梁不清晰,以后缺血坏死区域扁平塌陷。单纯的粗隆间骨折对股骨头的血运破坏较小,发生股骨头坏死的概率相对较低,髋部骨折存在一定概率的股骨头坏死风险,因此一旦发生髋部骨折,权衡发生股骨头坏死的风险,采取相应的治疗或手术方式,以达到较佳的临床效果。

16. 股骨头坏死有不同分期吗?

目前使用较多的三种方法为 Ficat 分期、Steinberg 分期与 ARCO 分期。

(1) Ficat 分期

0 期:无疼痛,平片正常,骨扫描与磁共振出现异常。

Ⅰ期：有疼痛，平片正常，骨扫描与磁共振出现异常。

Ⅱa期（过度期）：有疼痛，平片见到囊性变或和硬化，骨扫描与磁共振出现异常，没有出现软骨下骨折。

Ⅲ期：有疼痛，平片见到股骨头塌陷，骨扫描与磁共振出现异常，见到新月征（软骨下塌陷）和（或）软骨下骨台阶样塌陷。

Ⅳ期：有疼痛，平片见到髋臼病变，出现关节间隙狭窄和骨关节炎，骨扫描与磁共振出现异常。

（2）Steinberg 分期即宾夕法尼亚大学分期

0期：平片、骨扫描与磁共振正常。

Ⅰ期：平片正常，骨扫描或（和）磁共振出现异常。

A- 轻度：股骨头病变范围 < 15%；B- 中度：15% ~ 30%；C- 重度： > 30%。

Ⅱ期：股骨头出现透光和硬化改变。

A- 轻度： < 15%；B- 中度：15% ~ 30%；C- 重度： > 30%。

Ⅲ期：软骨下塌陷（新月征），股骨头没有变扁。

A- 轻度： <关节面长度 15%；B- 中度：关节面长度 15% ~ 30%；C- 重度： >关节面长度 30%。

Ⅳ期：股骨头变扁。

A- 轻度 < 15% 关节面或塌陷 < 2mm；B- 中度：15 ~ 30% 关节面或塌陷 2 ~ 4mm；C- 重度： > 30% 关节面或塌陷 > 4mm。

Ⅴ期：关节狭窄或髋臼病变。

A- 轻度；B- 中度；C- 重度。

Ⅵ期：严重退行性改变。

（3）股骨头坏死国际分期（骨循环学会 ARCO 分期）

0期：活检结果符合坏死，其余检查正常。

Ⅰ期：骨扫描或（和）磁共振阳性。

A- 磁共振股骨头病变范围 < 15%；B- 股骨头病变范围 15% ~ 30%；C 股

骨头病变范围＞30%。

Ⅱ期：股骨头斑片状密度不均、硬化与囊肿形成，平片与CT没有塌陷表现，磁共振与骨扫描阳性，髋臼无变化。

A-磁共振股骨头病变范围＜15%；B-磁共振股骨头病变范围15%～30%；C-磁共振股骨头病变范围＞30%。

Ⅲ期：正侧位照片上出现新月征。

A-新月征长度＜15%，关节面或塌陷小于或＜2mm；B-新月征长度占关节面长度15%～30%，或塌陷2～4mm；C-新月征长度＞30%关节面长度或塌陷＞4mm。

Ⅳ期：关节面塌陷变扁、关节间隙狭窄、髋臼出现坏死变化、囊性变、囊肿和骨刺。

17. 如何治疗股骨头坏死？

股骨头坏死的治疗方法有很多，主要包括非手术治疗与手术治疗。

非手术疗法包括避免负重、药物治疗、介入及物理治疗。非手术疗法主要是针对早期（Ficat Ⅰ期及Ⅱ期）的患者。塌陷前的单侧股骨头坏死应该严格避免持重，可扶拐；如双髋同时受累，应该卧床或坐轮椅；如果髋部疼痛，行下肢牵引常可缓解症状。治疗股骨头坏死的药物较少，有研究证明洛伐他汀具有抑制糖皮质激素诱导股骨头坏死的效用。介入治疗主要指影像学监视下将溶栓、抗凝、血管扩张药以及中成药等直接注入旋股内、外动脉及闭孔动脉等股骨头供血动脉，或插管灌注配合局部坏死区内注射促骨生长剂，扩张股骨头区血管、溶解脂肪栓子、疏通股骨头微循环、改善局部血供、促进新骨生长、修复坏死股骨头。物理疗法主要通过热效应或机械应力作用于骨组织或细胞后，引起电位变化和空化效应等，活化细胞和组织、激活细胞增生、促进组织生长、改善局部血液循环。

手术治疗方法有髓芯减压术、血管束植入术、带血管蒂的骨瓣移植术、经粗隆旋转截骨术与人工关节置换术。前三种方法主要是减轻骨内压、重建血液循环；经粗隆旋转截骨术是通过改变负重区域达到治疗目的；股骨头坏死病变若达到无法逆转的阶段，即股骨头发生塌陷或发生继发性髋关节退行性变，即为关节置换术的指征。

18. 哪些情况要进行髋关节置换术?

人工关节置换术主要用于非手术治疗或其他手术治疗无效的疼痛而功能丧失的关节疾病。不伴疼痛的活动限制、肢体不等长、X线片提示关节严重病损但无显明临床症状的患者，并不是人工关节置换术的指征。

(1) 关节疼痛：难以控制且明显影响功能的关节疼痛，是人工关节置换术最主要的适应证。

1) 局部伤病所致的关节疼痛：国内以各种原因所致的继发性骨关节炎最多，病因包括创伤、发育不良、软组织病变所致的关节表面不平整、关节对合异常、肢体对线不良或关节失稳。

2) 原发性骨关节炎：在欧美国家居人工关节置换术适应证的首位，国内统计一般均低于继发性骨关节炎，但仍然是髋、膝人工关节置换术的常见指征。

3) 系统性疾病：如类风湿性关节炎、红斑狼疮等。其特点是常为多个关节损害、患者年轻和常伴有严重畸形。手术应在系统性疾病基本获得控制后施行，并正确的结合患者情况安排手术计划。如安排不当，将给手术操作和术后护理带来困难。由于患者常伴有较严重的软组织挛缩和关节畸形，手术难度较高。除轻度挛缩和畸形可在假体置换时一并矫正外，严重的软组织挛缩和畸形均应先行矫正，然后做人工关节置换术。若期望通过假体置换一期解决，常难达到目的，且将增加术中、术后并发症发生率。

(2) 累及关节的肿瘤：关节及其邻近骨的假体置换，是骨肿瘤保留肢体疗法中的一个重要环节，术前术后常配合化学或放射治疗。术中广泛切除瘤段骨，然后以人工假体重建骨与关节。常使用定制型假体，以满足不同病例需要。

(3) 感染性病变：过去均被列为手术禁忌证。近年来将人工关节置换术用于感染已被控制病例的报道有增多趋势，对化脓性感染也有人在抗生素保护下手术清除病变，充分冲洗后一期行假体置换。因感染失败而作翻修手术的人工关节置换术患者，在欧洲有不少一期再置换获得成功的病例，但多数学者仍主张在感染完全控制后1年以上再行手术。亚洲包括国内已有人在骨关节结核病灶清除的同时，行一期人工关节置换术，近期效果较好，远期效果有待进一步观察。

（唐　海　薛庆云）

第十五部分　骨质疏松症的运动和康复（含生活护理）

1. 哪些运动方式有利于保护骨骼？

患有骨质疏松的人往往有这样一种认识，就是觉得运动对自己不好，很可能会发生骨折。事实上，有一些锻炼是适合骨质疏松症患者的，而且适当的运动才是防治骨质疏松的最佳处方。随着老龄化社会的到来，骨质疏松症的发病率越来越高。骨质疏松症主要危害有：疼痛、身高缩短、骨折、呼吸功能下降等。许多研究已经证实，运动有益于骨健康：运动促使血液循环加快，运动过程肌肉收缩能使成骨细胞活性增强，从而促进骨对钙的吸收和利用。运动使内分泌功能发生正向改变，提高体内性激素水平，改善骨代谢。户外运动使人更多地接受阳光，可促进维生素 D 的合成，进而促进肠道钙的吸收。经常运动有利于保持运动器官的协调性与平衡功能，使老年人跌倒和发生骨折的危险减少。适宜的运动锻炼还能减轻因骨质疏松引起的疼痛，能提高日常生活活动能力，且运动疗法具有简便、易行、安全、经济和疗效持久等特点，能为人们所认同并接受。因此，专家指出有规律地进行身体锻炼是防治骨质疏松症的最佳方法。

运动方式及方法：骨质疏松症患者毕竟比较特殊，并非任何一种运动都适合。美国梅奥医学中心特别推荐了三种锻炼方式：力量锻炼、中低强度的有氧运动和柔韧性锻炼。由于个人的骨质疏松程度和发生骨折的危险程度不同，因此运动前要向医生咨询，看哪些锻炼方法适合自己。

（1）力量锻炼：应在医生指导下根据患者的自身条件量力而行，包括自由举重、重力器械锻炼、弹力绳锻炼等。主要锻炼上背部肌肉，并有助于加强手臂和脊柱肌肉的力量，而且能直接起到减少骨骼内矿物质流失的作用。骨质疏松引起的压缩性骨折通常会导致佝偻的体态，加重脊柱负担，从而引起更严重的骨折。而力量锻炼可以逐步拉伸背部肌肉，改善体态。而且两肩之间肌肉得到锻炼后，可以减少对骨骼的压力，有利于保持骨骼密度。

推荐运动：徒手或握轻哑铃进行力量锻炼，简单、方便、效果佳。

（2）中低强度的有氧运动：通常指徒步有氧运动，包括散步、快步走、跳节奏缓慢的舞等。这些运动能直接增强背部、臀部和腿部的肌肉力量，让您的骨骼更合理地支撑身体重量，从而减少骨骼内矿物质的流失，还可以减少心血管疾病的发生。

推荐运动：游泳和水上有氧运动，尤其是在水里行走效果最好。对骨质疏松严重和处于骨折后恢复期的人来说最为适宜。

（3）简单的柔韧性锻炼：比如弯曲、伸展、转动关节等。这些锻炼能增强关节的灵活性，有助于避免肌肉受伤还能使您的体形更优美。当关节僵直、腹部和胸部的肌肉变得松弛下坠时，就会被脂肪向下拉，显得有些伛偻。胸部和肩部的拉伸性锻炼能有效改善这种状况，比如拉伸双臂等。

上述三类运动，每周 3 ～ 4 次即可，每次运动 30 ～ 50 分钟。力量练习每次 3 ～ 4 组即可。每组进行 10 ～ 20 次练习。

2. 哪些运动方式不利于骨骼健康？

骨质疏松症患者应避免下列运动。

（1）冲击性强的运动：如跳跃、跑步等高强度运动。这类运动会增加对脊柱和下肢的压力，使脆弱的骨骼发生骨折。

（2）需要前后弯腰的运动：如仰卧起坐、划船、触摸脚趾等。还有其他一些需要经常弯腰、扭腰的运动，比如高尔夫球，保龄球和瑜伽等，也不要练习，以免造成运动损伤甚至骨折。

（3）合并慢性病（如高血压）者，进行力量训练时要避免一些憋气动作，以防血压升高造成意外。

3. 什么叫肌肉减少？

肌肉减少是指因年龄老化而出现的持续骨骼肌量流失、强度和功能下降而引起的综合征。骨骼肌是人体运动系统的动力，肌肉的衰老和萎缩是人体衰老的重要标志，非常容易引起骨折以及关节损伤等问题。患有肌肉减少症的老年人站立困难、步履缓慢、容易跌倒、骨折。肌肉减少症还会影响器官功能，可能会引发心脏和肺部衰竭，甚至死亡。

肌肉减少症的临床表现主要体现在两个方面：骨骼肌肌力的减退，肌肉质量的下降。

（1）肌力减退：研究显示，肌肉减少症患者在不同肢体部位、不同负荷状态下，均存在肌力的减退。下肢骨骼肌对于机体运动意义重大，是肌肉功能测试中最重要的解剖位置，而下肢肌力的减退也是引起跌倒损伤、伤残等的主要因素。横断面研究显示，70～80岁的健康人群较20～40岁组膝伸肌扭矩及肌力下降了20%～40%。Hughes等的纵向队列研究显示，研究对象的膝伸肌扭矩及肌力在10年间下降了12%～18%；上肢的测试结果与下肢相似；在握力及肘伸肌扭矩的测量中，老年组较之青年组的降幅达20%～40%；纵向研究则显示年平均降幅为1%～5%。

（2）肌肉质量下降：双能X线骨质密度仪（dual energy x-ray absorptiometry，DXA）测量瘦肉组织，瘦肉组织重量可作为骨骼肌损失的表征。亦可通过三维成像技术如CT、MRI等测量肌肉横截面积，研究发现在20岁之后的40年间，肌肉横截面积下降了约40%。老化过程中，体内无脂肪的减少，几乎全部为肌肉的减少。肌肉减少的主要原因是 I 型、II 型肌肉纤维数量的减少及肌肉细胞体积的缩小，其中以 II 型肌肉纤维减少为主。肌肉的糖酵解能力无明显下降，而氧化酶活性、肌肉毛细血管化程度减低25%。

4. 肌肉减少症有诊断标准吗？

不同研究肌肉的组织，判断肌少症的标准不同，但主要基于肌肉量的减少、肌肉强度的下降和肌功能的损伤。双能X射线吸收仪被用来测定肢体骨骼肌的质量。常常采用的肌肉量减少的指标包括：女子RSMI低于$5.45kg/m^2$，男子RSMI低于$7.26kg/m^2$。RSMI：老年人四肢骨骼肌的质量（kg）除以身高的平方（m²）。其他指标也可用于判断骨骼肌衰老：去脂体重，肌力、握力、体重指数等。去脂体重：由身体细胞重量（BCW）、细胞外水分（ECW）和去脂的固体部分（FFS）组成。其主要成分是骨骼、肌肉等。正常情况，瘦体重与身体脂肪含量有一定比例。

肌力：指肌肉主动运动时的力量、幅度和速度。检查时令患者作肢体伸缩动作，检查者从相反方向给予阻力，测试患者对阻力的克服力量，并注意两侧比较。根据肌力的情况，一般均将肌力分为以下0~5级，共六个级别。

0级：完全瘫痪，测不到肌肉收缩。

1级：仅测到肌肉收缩，但不能产生动作。

2级：肢体能在床上平行移动，但不能抵抗自身重力，即不能抬离床面。

3级：肢体可以克服地心吸收力，能抬离床面，但不能抵抗阻力。

4级：肢体能做对抗外界阻力的运动，但不完全。

5级：肌力正常。

握力：主要是测试上肢肌肉群的发达程度，在体能测试中，它常以握力体重指数的形式体现，即把握力的大小与被测人的体重相联系，以获得最科学的体力评估。

在诊断肌少症时，还应该评估肌肉功能，评估肌肉功能的工具有多种多样，包括步速、TUG、TGT等。

5. 肌肉与骨骼健康的关系如何？

人的骨骼通过附着的肌肉来进行运动，营养骨骼的血管大部分都是通过肌肉进入骨骼，肌肉收缩产生应力，可以刺激骨形成，肌细胞分泌多种细胞因子，可以调节骨转换，故肌肉与骨骼的健康关系密切。科学研究发现，肌肉力量差的人，死亡风险是肌肉力量好的人的两倍。大约每增加1kg的肌肉力量，死亡风险下降百分之三。这就是说，对大多数人来讲，"力气"越大死亡的风险越低。

世界卫生组织把骨质疏松症与糖尿病、心血管疾病一起列为危害中老年人健康的三大杀手。骨质疏松症等骨骼健康问题对中老年人的健康威胁很大。我们的骨骼是被肌肉所包裹的，肌肉强壮了，遇到意外时骨骼就可以受到比较好的保护。同时增加肌肉的力量可以改善人们的骨密度情况，可延缓中老年人骨质丢失，有利于骨健康。

我们都知道人们的血液循环主要靠的是心脏的收缩与舒张功能，把血液从心脏中挤出，然后在血管中流动。但是单靠心脏的力量是明显不够的，还有一个"肌肉泵"的力量起到了很大的作用。特别是下肢的肌肉，这种作用更加明显。下肢到心脏的距离比较远，而且下肢静脉的压力已经很低，不足以把血液重新排回心脏，就需要肌肉的收缩作用，将血液挤回心脏。

随着年龄的增长或因骨折、神经系统受损后肌力下降，但可以通过一定方式的锻炼，来增强肌力，改善生活质量。

6. 哪些康复运动有利于恢复肌力？

肌力降低一般可由神经系统损伤、骨折后长期卧床等原因引起，如不加以锻炼增强肌力，则生活质量将明显下降。所以通过一定的功能锻炼增强肌力，是十分必要的。肌力从0级到5级。肌力训练的原则分为等长收缩与等张收缩，肌力训练的方式一般有神经肌肉电刺激、被动活动、辅助主动运动、主动运动、抗阻运动。

被动运动主要适用于肌力为0级的患者，一般为先健侧后患侧，用皮肤感觉刺激、本体感觉促进技术，来募集更多的肌纤维收缩。

辅助主动运动是指在外力的作用下通过患者主动收缩肌肉来完成动作或运动。一般辅助力量由治疗师或患者健侧肢体提供，也可由器械、引力或水的浮力来提供。这种训练方式使用于肌力恢复到1～2级的患者。又具体分为徒手辅助主动运动，悬吊辅助主动运动，滑面上辅助主动运动，滑车重锤的主动运动，浮力辅助主动运动几种训练方法。

主动运动是指患者以肌肉收缩形式完成的运动，运动既不需要助力也不用克服外来阻力，适用于肌力在3级以上者。在训练中要采取正确的体位和姿势，将肢体置于抗重力位，防止代偿运动。

抗阻运动适用于肌力在 4 级或 5 级的患者，又分为徒手抗阻力主动运动、加重物抗阻力主动运动、重锤与滑轮抗阻力主动运动、弹簧抗阻力主动运动。在徒手抗阻力主动运动中，对于骨折的患者，要注意加阻力的部位，保护骨折固定的部位，阻力也不能过大。加重物抗阻力主动运动是指直接用手拿重物或将其系在身体的某个部位进行练习。

等长运动是增强肌力的最好方法，肌力在 2 ～ 5 级的患者都可进行等长收缩运动。它特别适用于骨折、关节炎或是疼痛原因不能活动的情况下进行肌力训练。又分为徒手等长运动、肌肉固定练习和利用器械三种训练形式。

7. 骨折会引起褥疮吗？

褥疮又名压疮，系身体局部长期受压使血液循环受阻，而引起的皮肤及皮下组织缺血而发生水疱、溃疡或坏疽。临床上多见于以下三类患者。

(1) 昏迷及瘫痪患者。

(2) 卧床不起，体质衰弱的患者。

(3) 骨折后长期固定或卧床的患者。

本病与祖国医学文献中记载的"席疮"相似。如外科真诠，席疮记载："席疮乃久病着床之人，挨擦磨破而成，上而背脊，下而尾闾。"

骨折后尤其是脊柱或下肢骨折后患者活动受限则容易引起褥疮，且多发生于骨骼突起受压部位，根据其发生、发展过程可分为三度。

(1) 一度：局部仅表现为红斑水肿，或苍白色、青灰色，境界清楚。有麻木感或触痛。若及时处理，可于数天内好转。

(2) 二度：皮肤颜色为深紫色或紫黑色，可出现水疱，疱壁破裂后形成浅表糜烂面。

(3) 三度：溃疡形成，浅者达皮下组织，深者可达骨组织，继发感染后脓液多，且有臭味。

褥疮如果控制不好向深部发展可累及骨膜甚至骨质，引起局灶性骨膜炎或骨髓炎，甚至更严重后果。

8. 哪些生活护理有助于减少褥疮的发生？

预防减少褥疮的发生关键应做到以下几点。

(1) 勤翻身：实施有效到位的翻身来间歇性地解除局部压迫，是预防褥疮最为有效、关键的措施。一般卧床患者每 1～2 小时翻身一次，发现皮肤变红，则应每小时翻身一次，左、右侧卧、平卧、俯卧位交替进行。翻身的姿势要正确，避免剪切力。(即翻身的时候，不要抓着一点皮肉翻身，最好 2 个人托着翻身过去)。并用软枕、气枕、水枕、气垫圈、海绵圈等垫在骨突出部位（如骶尾部），可起到局部悬空、减轻压力作用。坐轮椅的患者可在足底放一个海绵垫，臀下软枕（垫）或创生源防褥疮垫，每 15～20 分钟变换重心 1 次，应阻止患者长时间坐轮椅（2 小时以上），在可能的情况下，让患者站立，行走 10 分钟。

(2) 正确实施按摩：平卧时，将手放入臀下，掌心向下向上均可。充分感受皮肤温度和受压力情况，并上按摩皮肤 5 分钟，每 20 分钟重复一次。左、右侧卧时，侧身要侧到位，半平半侧（斜侧）应用软枕支撑腰背部，对皮肤颜色、温度、质地正常的受压部位可用 50% 红花酒精倒入掌心，两侧由轻→重→轻按摩 5～10 分钟，发现皮肤变红，则不宜进行皮肤按摩，可悬空压红部位，一般解除压力 30～40 分钟后皮肤颜色可恢复正常。皮肤持续发红、发绀、更不宜按摩、以免加重损伤。

(3) 床褥、床单的要求：卧床患者的床褥要透气，软硬适中、吸水性好，可用气垫床（卵窝形为佳）、高密度海绵床垫，床单应为纯棉，另外在床单上可铺一条纯棉浴巾，便于更换。床单保持平整、干燥、清洁、无皱折、无渣屑、无杂物；气垫床充气软硬要适度，过度充气反而可使皮肤受压增加。为患者更换床单时应防止拖、拉、拽，以防损坏皮肤。

(4) 保持皮肤清洁：预防褥疮的方法多种多样，我们通常使用的方法是温水擦浴每天 1～2 次，擦洗时不可用刺激性强的清洁剂，不可用力擦拭，以防损伤皮肤。对易出汗的腋窝、腹肌沟部位，可用小毛巾随时擦拭。此外，必须处理好大小便，避免皮肤局部潮湿，浸渍。

（5）给予高蛋白食品：多食用植物油，如花生油、芝麻油、豆油、菜籽油等，有润肠功效，利于缓解便秘。选用富含植物纤维的食物，如粗粮、蔬菜、水果、豆类等。食用富含维生素 B1 的食物，如粗粮、豆类、瘦肉、动物内脏、新鲜蔬菜等。食果汁、新鲜水果、果酱、蜂蜜等刺激肠蠕动。多喝水、饮料，以免大便干燥。少食多餐，以利消化吸收。凡伴有消化不良、肠炎、腹泻、便秘的患者，宜多食用酸奶。

（沈　霖）

下 篇

骨质疏松症
专家介绍

华北地区

（一）北京市

王以朋

姓　名	王以朋	性　别	男	年　龄	58 岁
科　室	骨科	职　称	教授	现任职务	副院长
工作单位	北京协和医院			联系电话	
出门诊时间	周一上午（普通）、周三上午（特需）		邮　箱		ypwang@medmail.com.cn
工作简历	1982—1989 年　北京协和医院外科、骨科住院医师主治医师 1989—1991 年　美国肯塔基州立大学医学院 shriner's hospital 访问学者 1991—1995 年　美国加州大学尔湾分校医学院 骨科生物力学实验室博士后 1995 年至今　　北京协和医院骨科副教授、教授				
参加的学术组织及任职	北京协和医院副院长 中华医学会骨科学分会委员 中华医学会骨与矿盐分会常委 中华医学会运动医学分会常委 中华医学会北京骨科分会副主任委员 中华医学会北京骨质疏松学会候任主任委员 中国医院协会医疗质量管理专业委员会主任委员 北京医学会骨质疏松和骨矿盐疾病分会候任主任委员 华裔骨科学会脊柱外科学组理事				
学术成就	《特发性脊柱侧凸的系列研究及临床应用》北京市科技进步二等奖 《特发性脊柱侧凸的系列研究及临床应用》国家科技进步二等奖 《中华通用脊柱内固定装置的研制、实验研究及临床应用》中华医学科技进步二等奖 《髋股关节病的综合研究》北京市科学技术进步三等奖 《Steffee 手术治疗脊柱滑脱、椎管狭窄等脊柱疾病的临床应用研究》国家教育委员会三等奖				
专业特长	擅长脊柱、关节、骨质疏松症等疾病的诊疗，尤其擅长骨质疏松症及相关并发症、特发性／先天性脊柱畸形、腰椎滑脱／腰椎管狭窄等退变性疾病的诊断和手术治疗。				
给患者的建议	骨质疏松症是中老年人群常见疾病，当发现自己患有骨质疏松症时，不必畏惧，应及时至医院就诊，找出发生骨质疏松症的原因，并遵医嘱进行规范化的治疗。千万不要听信传闻、广告中的宣传进行盲目的治疗，往往起不了良好的效果，甚至适得其反，耽误最佳的治疗时机。 骨质疏松并不可怕，尽早发现、尽早治疗往往可以控制骨质疏松症的进展，避免并发症的发生。				

邢小平

姓 名	邢小平	性 别	女	年 龄	53 岁
科 室	内分泌科	职 称	主任医师	现任职务	科主任
工作单位	北京协和医院			联系电话	010-69155084
出门诊时间				邮 箱	
工作简历	1984 年 7 月至今　在北京协和医院内分泌科工作				
参加的学术组织及任职	中国医师协会内分泌代谢科医师分会副会长 中华医学会内分泌学分会骨代谢学组组长 北京医学会骨质疏松和骨矿盐疾病分会主任委员 北京医师协会内分泌专科医师分会主任委员 曾任中华医学会内分泌学分会委员兼秘书长				
学术成就	作为主要参加人获科研成果奖的研究项目如下： 1."原发性骨质疏松病的临床和实验研究"　1998 年获卫生部科技进步一等奖，2002 年获国家科技进步二等奖。 2."维生素 D 的临床和实验研究"　1995 年获卫生部医药卫生科技进步二等奖。 3."原发性甲状旁腺功能亢进症的诊断和外科处理"　1994 年获卫生部医药卫生科技进步三等奖。				
专业特长	内分泌代谢疾病。				

李 梅

姓　名	李梅	性　别	女		年　龄	44 岁
科　室	内分泌科	职　称	主任医师、教授	现任职务		
工作单位	北京协和医院内分泌科			联系电话		010-69155088
出门诊时间	周一全天，周二、四上午			邮　箱		limeilzh@sina.com
工作简历	1994 年　毕业于华西医科大学，此后一直在北京协和医院内分泌科工作，历任住院医师、总住院医师、主治医师、副主任医师、主任医师					
参加的学术组织及任职	现任北京协和医院内分泌科教授、主任医师、博士生导师 中华医学会骨质疏松和骨矿盐疾病分会秘书长、委员 北京医学会骨质疏松和骨矿盐疾病分会常务委员 中华医学会老年医学分会骨质疏松学组成员 《中华骨质疏松和骨矿盐疾病杂志》编委及英文责编 《基础医学与临床杂志》编委					
学术成就	作为负责人，主持国家自然科学基金课题 3 项；主持中华医学会骨质疏松专项课题一项；主持教育部临床重点专科课题一项；作为主要参加人员，参与科技部十一五科技攻关课题两项。发表 SCI 收录英文文章或核心中文期刊论文 100 多篇，参编专著十余部。					
专业特长	擅长诊治多种内分泌代谢疾病，尤其擅长诊治原发性及继发性骨质疏松症、多种代谢性及遗传性骨骼疾病。					
给患者的建议	坚持运动、合理膳食、正确药物、积极乐观的心态，是老年人健康长寿的关键，而关注骨骼健康、远离骨折是关键中的关键。					

余 卫

姓　名	余　卫	性　别	男	年　龄	55 岁
科　室	放射科	职　称	教授	现任职务	
工作单位	北京协和医院放射科			联系电话	010-69159579
出门诊时间	不定			邮箱	Weiyu5508@yahoo.com
工作简历	1979—1984 年　中国医科大学学士 1983—1984 年　北京协和医院实习医师 1984—1991 年　北京协和医院住院医师 1985—1986 年　北京协和医院总住院医师 1986—1991 年　中国协和医科大学博士 1993—1995 年　美国加州大学旧金山医学院博士后 1991—1996 年　北京协和医院主治医师 1996 年 3 月—1999 年 9 月　北京协和医院副教授 1997—1998 年　美国加州大学旧金山医学客座副教授 1999 年 9 月至今　北京协和医院教授 2002 年 5 月　北京协和医院博士生导师				
参加的学术组织及任职	中华医学会骨质疏松和骨矿盐疾病分会副主委				
学术成就	曾获 2003 年中华人民共和国国家科学技术二等奖、1998 年度卫生部医药卫生科技进步一等奖。				
专业特长	骨关节疾病影像诊断。 人体骨矿含量、体质成分测量分析。				
给患者的建议	到正规医院就诊。				

孟迅吾

姓　名	孟迅吾	性　别	女	年　龄	80岁
科　室	内分泌科	职　称	主任医师	现任职务	
工作单位	北京协和医院			联系电话	
出门诊时间				邮箱	mengxunwu@sina.com
工作简历	1957年　毕业于上海第二医学院医疗系 1957年至今　在北京协和医院工作，历任住院医师、主治医师、副和正主任医师、博士生导师				
参加的学术组织及任职	中华医学会骨质疏松和骨矿盐疾病分会首届主任委员 中华医学会北京分会骨质疏松和骨矿盐疾病委员会首届主任委员				
学术成就	1. 原发性甲状旁腺功能亢进症诊治研究获卫生部科技进步三等奖。 2. 维生素D的临床和实验研究获卫生部科技进步二等奖。 3. 原发性骨质疏松症的临床和实验研究获卫生部科技进步一等奖和国家科技进步二等奖。				
专业特长	熟悉内分泌疾病的诊治和基础理论，专长于代谢性骨病的诊治，包括原发性和继发性骨质疏松症、甲状旁腺功能亢进和减退，维生素D缺乏和磷代谢紊乱的骨质软化症等。				
给患者的建议	乐观的心情和认真的态度是战胜疾病的关键。				

贺 良

姓 名	贺 良	性 别	男	年 龄	55岁
科 室	骨科	职 称	主任医师	现任职务	
工作单位	北京积水潭医院			联系电话	010-58516688
出门诊时间	周三下午			邮箱	doctorheliang@sina.com
工作简历	1984年至今				
参加的学术组织及任职	中华医学会骨科分会骨松学组				
专业特长	老年骨折、骨质疏松。				

夏维波

姓　名	夏维波	性　别	男	年　龄	49 岁
科　室	内分泌科	职　称	主任医师	现任职务	常务副主任
工作单位	北京协和医院			联系电话	010-69155112
出门诊时间	周一上午、二上午、三上午			邮箱	xiaweibo@medmail.com.cn
工作简历	1988 年 8 月—1992 年 9 月　宁夏盐池县医院住院医师 1998 年 8 月—2003 年 9 月　中国医学科学院、北京协和医学院、北京协和医院主治医师 2000 年 4 月—2001 年 2 月　东京大学医学部第四内科访问学者 2003 年 9 月—2005 年 6 月　中国医学科学院、北京协和医学院、北京协和医院副主任医师 2005 年 6 月—2008 年 9 月　中国医学科学院、北京协和医学院、北京协和医院副主任医师、科室副主任 2008 年 9 月—2012 年 9 月　中国医学科学院、北京协和医学院、北京协和医院主任医师、教授、科室副主任 2012 年 9 月至今　中国医学科学院、北京协和医学院、北京协和医院主任医师、教授、科室副主任，卫生部内分泌重点实验室副主任				
参加的学术组织及任职	中华医学会理事 中华医学会骨质疏松和骨矿盐疾病分会主任委员 中华医学会老年病分会代谢性骨病组副组长 《中华骨质疏松和骨矿盐疾病杂志》编辑部主任副主编 卫生部合理用药专家委员会内分泌代谢药物组副组长 北京糖尿病防治协会副理事长 *Journal of Bone and Mineral Research* 杂志编委 国内十个核心期刊编委				

续表

学术成就	主要从事内分泌和代谢疾病的临床和研究工作。 先后承担国家自然科学基金、教育部博士点优秀青年教师基金、国家科技部社会公益基金科研院所专项课题和国家十一五科技支撑计划重点课题子课题等多项。 主要学术研究包括两个方面：骨质疏松症和遗传性骨病的基础和临床研究。迄今共发表研究论文 200 余篇，其中 SCI 论文 50 篇。本人的主要学术研究包括两个方面：骨质疏松症和遗传性骨病的基础和临床研究。 本人致力于骨质疏松症和遗传性骨病的研究，并取得了具有较好的研究成果。牵头完成了全国髋部骨折发生率和北京地区椎体骨折患病率的流行病学（PK-VF）研究，对骨质疏松症的发病机制、诊断和鉴别诊断、治疗和康复等临床问题有较为深入的研究和造诣。本组国内率先开展和牵头了多种骨质疏松的药物临床研究，并获得科技支撑计划重大新药创制平台项目的支持，正在建设成为国内重要的骨质疏松新药临床研究基地。本人在骨质疏松症方面的研究曾经获得过"国家科技进步奖二等奖"。在遗传性骨病方面首次鉴定了肥厚性骨关节病的致病基因，阐释了前列腺素代谢异常是肥厚性骨关节病的发生原因，并为此类疾病使用 COX2 抑制剂治疗提供了重要的理论基础。建立了中国人低血磷性佝偻病、维生素 D 依赖性佝偻病 I 型等多种遗传性骨病患者的临床资料库和基因突变库。对各种继发性骨质疏松症的诊断和鉴别诊断、甲状旁腺功能亢进症、甲状旁腺功能减退症，各种钙磷代谢异常、佝偻病、骨软化症，特别是低血磷性佝偻病、肿瘤性的骨软化症等疾病的诊疗方面均积累了丰富的临床经验。
专业特长	1. 内分泌和代谢疾病　代谢性骨病、糖尿病、肥胖、甲状腺疾病、肾上腺疾病、垂体疾病、性腺等。 2. 骨质疏松症、少见代谢性疾病，遗传性骨病和代谢疾病、佝偻病、骨软化症、肿瘤性骨软化症、低磷性佝偻病（骨软化症）、骨硬化症、软骨发育异常、骨纤维异常增生症、培吉特骨病等。
给患者的建议	强健骨骼，精彩人生。

唐 海

姓 名	唐 海	性 别	男	年 龄	52 岁
科 室	骨科	职 称	主任医师	现任职务	博士生导师
工作单位	首都医科大学附属北京友谊医院		联系电话	010-63138353	
出门诊时间	每周一上、下午		邮箱	tanghai@medmail.com.cn	
工作简历	1985 年 08 月—1988 年 08 月　北京丰台医院外科住院医师 1988 年 09 月—1991 年 10 月　北京友谊医院骨科住院医师 1991 年 11 月—1997 年 10 月　北京友谊医院骨科主治医师 1997 年 11 月—2002 年 11 月　北京友谊医院骨科副主任医师 2002 年 12 月至今　北京友谊医院骨科主任医师 1999 年 07 月—2005 年 11 月　首都医科大学副教授、硕士生导师 2005 年 12 月至今　首都医科大学教授、硕士生导师 2014 年 12 月至今　首都医科大学教授、硕士生导师、博士生导师				
参加的学术组织及任职	中华医学会骨质疏松与骨矿盐分会常委 中华医学会骨科分会骨质疏松学组副组长 中华医学会老年医学分会骨代谢疾病学专业学组委员 中华医学会继续教育部聘为特邀专家 中华医学会北京分会骨质疏松专业委员会常委 中华医学会北京分会骨肿瘤专业委员会委员 中华医学科技奖第二届评审委员会委员 中国医师协会骨质疏松专业委员会副主任 中国健康促进基金会骨病专项基金第二届管理委员会委员 中国老龄委员会骨质疏松委员会委员 中国老龄委员会骨科委员会委员 中国老年保健医学会老年骨与关节病分会委员 中国骨质疏松防治推广项目专家委员会委员 北京医学会血栓与止血分会委员 北京市中西医结合脊柱微创学组常委 北京市卫生局侨联委员 北京西城区农工党区委委员 世界疼痛医师协会中国分会委员 《中国骨质疏松》杂志常务编委 《实用骨科》杂志编委 《中华骨质疏松与骨矿盐疾病》杂志编委 美国《骨与骨矿盐研究》杂志中文版编委 *Journal of Indian Orthopedic* 审稿人 中华医学杂志英文版审稿人 中华骨科杂志审稿人				

续表

学术成就	2002 年于北京市率先开展国际先进的椎体成形技术治疗骨质疏松性骨折，并首先获得北京市医保办认可，将此类手术技术在我院开展并纳入医保试点，已完成椎体成形术千余台，涉及病变椎体数千节，迅速解决患者疾苦，得到社会及学术界一致认可。目前又在国内率先开展体内放置"牵引器"治疗腰椎间盘突出，从而改变此类手术的传统理念，并在积极研究中。主编专业书籍一部《椎体成形术及椎体后凸成形术》，与北京大学出版社出版，参与编写专业书籍六部，发表国内外论文共计 60 余篇，其中 SCI 8 篇。获得国家发明专利 2 项，实用新型专利 6 项。近 5 年来作为主讲嘉宾或会议主持在全国参会 100 余场，参加国际会议 10 余场。已培养 20 余名博士研究生、硕士研究生，并顺利走向临床工作。目前承担 2 项际交流合作项目。
特长	骨质疏松症的诊断治疗。 骨质疏松性骨折的诊断与治疗。 腰椎退行性变的外科微创治疗。
给患者的建议	随着我国老龄化的发展，骨质疏松及其骨折的发病率逐渐提高，广大中老年患者要时刻关注自己的骨骼健康，骨质疏松症可防、可治，抗骨质疏松治疗让您骨骼更强壮。

徐 苓

姓 名	徐 苓	性 别	女	年 龄	68 岁
科 室	妇产科	职 称	主任医师	现任职务	
工作单位	北京协和医院妇产科			联系电话	010-69156242
出门诊时间	周一下午，周二、四上午			邮箱	xuling@pumch.cn
工作简历	1963—1970 年　中国协和医科大学医学系毕业 1970—1978 年　西藏申扎县医院工作医生 1978—1981 年　北京协和医院妇产科研究生硕士学位 1981—1986 年　北京协和医院妇产科医生 1986—1989 年　美国约翰霍普金斯大学公共卫生学硕士学位 1989 至今　北京协和医院妇产科医生				
参加的学术组织及任职	中华医学会骨质疏松和骨矿盐疾病分会主任委员（2004—2012 年）				
学术成就	发表文章 150 余篇；主编和参编学术书籍 15 部。 获奖： 1．"女性生殖内分泌的临床研究"卫生部二等奖 1986 年（第四作者）。 2．"原发性骨质疏松症的临床和实验研究"卫生部一等奖 1998 年（第二作者）。 3．"原发性骨质疏松症的临床和实验研究"科技部二等奖 2002 年（第二作者）。				
专业特长	1．女性一生各阶段生殖内分泌疾病。 2．绝经妇女健康管理和绝经后骨质疏松。				
给患者的建议	骨质疏松症，早预防，最受益，不后悔。 维持骨骼健康，才能留住美丽、挺拔、自由、自尊。				

黄公怡

姓　名	黄公怡	性　别	男	年　龄	77岁
科　室	骨外科	职　称	教授、主任医师，研究员	现任职务	主任医师
工作单位	北京医院			联系电话	
出门诊时间	周二上午，周四上午			邮箱	huangmbj@126.com
工作简历	1963—1971年　任北京协和医院外科及骨科医师 1972—2014年　历任北京医院骨科主治医师、副主任医师、主任医师兼任骨科主任与大外科主任 曾任北京大学医学部及第五临床学院兼职教授 曾任北京协和医科大学兼职教授及博士生导师 曾任卫生部老年医学研究所研究员及研究生导师 曾获北京市及卫生部两项省部级科学进步二等奖 是卫生部突出贡献中青年专家及国务院津贴获得者				
参加的学术组织及任职	曾任中华骨科学会第五届常务委员，及六届委员 曾任中华骨科杂志编委（三、四届）及常务编委（五届） 曾任中华骨质疏松骨矿盐学会常务委员、副主任委员及顾问之职 曾任中华骨质疏松骨矿盐杂志常务编委、副主编及名誉主编等职 曾任第四届国际华裔骨科学会主席 中华医学会转科学会会员及中华医学会专家会员 亚洲肩关节学会（国际肩关节学会亚洲分会）创始委员，历任常务理事及第五届学会主席 是卫生部老年卫生工作领导小组专家委员会委员（1998—2000年）				
学术成就	曾发表骨科及骨质疏松相关论著129篇，主编专著5本，参与编写骨科与骨质疏松专著15本。肩关节的研究曾获省部级科技进步二等奖两项。对老年骨科手术患者的研究获中华医学会优秀论文奖一次。				
专业特长	原发性骨质疏松症诊治。 骨质疏松性骨折的预防及治疗。 老年人骨科手术风险的评估。 老年人跌倒的预防及降低骨折风险的指导。				
给患者的建议	保持骨骼健康，需要终身给予关注。 预防老年人骨质疏松性骨折，避免跌倒胜于药物治疗。				

程晓光

姓　名	程晓光	性　别	男	年　龄	49 岁
科　室	放射科	职　称	教授	现任职务	主任
工作单位	北京积水潭医院			联系电话	010-58516947
出门诊时间	周一至周五上班时间			邮箱	Xiao65@263.net
工作简历	1984—1987 年　安徽皖南医学院放射科医师 1990—1994 年　北京积水潭医院放射科主治医生 1994—1997 年　比利时鲁汶大学博士 1997—2001 年　美国加州大学旧金山分校博士后 2001—2007 年　北京积水潭医院放射科副主任医师、副教授 2007 年至今　北京积水潭医院放射科主任医师				
参加的学术组织及任职	中华医学会骨质疏松与骨矿盐疾病分会常委 中国医师协会放射医师分会常务兼总干事 中华医学会放射学分会骨组副组长 北京医学会骨质疏松与骨矿盐疾病分会常委 亚洲骨骼学会（AMS）副主席 北美放射学会（RSNA）会员 国际骨骼学会（ISS）会员				
学术成就	发表论文 80 余篇，其中 SCI 论文 30 余篇。 专著（译注）8 部。				
专业特长	长期从事放射诊断工作，具有丰富临床经验，尤其擅长骨关节疾病的影像诊断。长期在国外留学，从事骨质疏松研究，擅长骨质疏松诊断：骨密度测量和影像学鉴别诊断。				
给患者的建议	骨质疏松是无声无息的，做骨密度检查可以了解自己的骨密度情况，可以及时发现骨质疏松，并采取积极预防和治疗。 老年人群应该照胸腰椎 X 线平片，可以早期发现骨质疏松性骨折，早期治疗和预防骨折发生。				

薛庆云

姓　名	薛庆云	性　别	男	年　龄	53 岁
科　室	骨科	职　称	主任医师	现任职务	骨科主任
工作单位	卫生部北京医院			联系电话	
出门诊时间	周一上午，周四上午，周四下午			邮箱	Xueqingyun163@163.com
工作简历	1983 年　卫生部北京医院骨科 2001—2003 年　丹麦奥尔胡斯大学医院攻读博士学位 2006 年　北京大学医学部教授 2009 年　北京大学医学部博导 2010 年　北京协和医科大学博导				
参加的学术组织及任职	中华医学会骨科专业委员会委员 北京医学会骨科分会副主任委员 骨科学会骨质疏松专业学组副组长				
学术成就	担任国家"十五"、"十一五"、"十二五"、骨关节炎课题、卫生部和科技部行业专项、首发科研专项课题负责人。发表学术论文及讲演近百篇，参与编写论著多部。获得卫生部局级成果奖多项。				
专业特长	主要从事中、老年骨科疾病研究和微创手术。				
给患者的建议	预防骨质疏松，远离骨质疏松性骨折。				

（二）天津市

王　莉

姓　名	王莉	性　别	女	年　龄	63 岁
科　室	骨内科	职　称	主任医师	现任职务	
工作单位	天津医院骨内科			联系电话	022-60910415
出门诊时间	每周一、二、三、四、五上午			邮箱	W1500909@163.com
工作简历	1976 年　内蒙古医学院毕业在附属乌盟医院内科工作 1980 年　调入天津大港医院内科 1986 年　调入天津医院内科 1992 年　卫生部内分泌学习班一年毕业后从事内分泌临床工作 1993 年　在院内开设糖尿病专科门诊 1996 年至今　天津第一个开设骨质疏松专病门诊 2013 年　医院恢复骨内科安排门诊和病房（原天津医院骨内科于 1985 年成立，后于 1990 年并入内科）				
参加的学术组织及任职	中华医学会骨质疏松与骨矿盐分会委员 天津中华医学会骨质疏松与骨矿盐分会主任委员 天津中华医学会内分泌分会委员 天津中华医学会科普教育分会委员 中国骨质疏松杂志、中华骨质疏松与骨矿盐杂志编委				
学术成就	分别在中华骨科杂志、中国老年学杂志、中国骨质疏松杂志、中华骨质疏松与骨矿盐杂志、天津医药等专业期刊发表文章。 天津市级课题人工关节周围骨密度测定与临床。 多次参加国际国内骨质疏松领域的临床药物观察。				
专业特长	临床糖尿病，骨质疏松诊断与治疗。				
给患者的建议	骨质疏松预防比治疗更重要，不仅在专科医生指导下选择药物治疗还要配合合理的生活方式，愿一生不发生骨质疏松性骨折而"尊严"的长寿。				

朱 梅

姓　名	朱　梅	性　别	女	年　龄	47岁
科　室	内分泌与代谢病	职　称	主任医师	现任职务	副主任
工作单位	天津医科大学总医院			联系电话	022-60362822
出门诊时间	周二、四上午			邮箱	meichuqin@163.com
工作简历	1994年　毕业于天津医科大学医疗系八年制专业，硕士，此后在天津医科大学总医院内分泌科从事临床与科研工作，先后担任住院医师，主治医师，副主任医师和主任医师 2000—2003年　天津医科大学内分泌与代谢病专业博士在读，并顺利毕业取得博士学位 2005年4月　被评为硕士研究生导师 2005年5月—2008年11月　在美国 University of Rochester Medical Center, Department of Orthopedics, Center for Musculoskeletal Research 做博士后研究工作 2011年3月　被评为博士研究生导师 2014年9月—2014年11月　在英国 Vascular & Inflammatory Diseases Research Unit, Division of Cardiovascular & Diabetes Medicine, Ninewells Hospital & Medical School, University of Dundee 做访问学者				
参加的学术组织及任职	中华医学会骨质疏松和骨矿盐疾病分会常委 中华医学会内分泌学分会常委 天津市医学会骨质疏松和骨矿盐疾病分会副主任委员 天津市医学会内分泌学分会副主任委员 天津市医师协会骨质疏松专业委员会副主任委员 天津市心脏学会内分泌与心血管专业委员会副主任委员 天津市糖尿病防治协会副理事长				
学术成就	负责多项国家和省市级科研课题，已发表论文六十余篇。 获得奖励： 1. 中华医学会内分泌分会主办第九次全国内分泌学会学术会议"中青年英文演讲比赛"一等奖，大连，2010年8月29日。 2. 中华医学会骨质疏松和骨矿盐疾病分会举办的"骨质疏松和骨矿盐疾病临床研究杰出青年学者"评选，优秀奖，深圳，2010年10月。 3. International Endocrine Scholars Program Award The endocrine Society (ENDO) Boston, Massachusetts, USA June 4-7, 2011。				
专业特长	擅长代谢性骨病、甲状腺疾病、代谢综合征和妊娠相关内分泌疾病的诊疗。				

邱明才

姓名	邱明才	性 别	男	年 龄	72 岁
科室	内分泌科	职 称	教授	现任职务	终身教授
工作单位	天津医科大学总医院			联系电话	
出门诊时间	每周一和周四下午			邮 箱	mingcaiqiu1944@126.com
工作简历	1970 年　天津医学院医疗系毕业 1978 年　硕士研究生 1980—1983 年　在加拿大和美国留学 1987 年　破格晋升副研究员 1990—1992 年　英国留学 1992 年　晋升研究院 1995 年　教授、博导 1997 年　内科副主任 1999 年　内分泌科主任 2011 年底　卸任内分泌科主任，被医院聘为终身教授				
参加的学术组织及任职	超过 70 岁，均已退出				
学术成就	发表论文 400 余篇，获得国家科技进步奖一项，省部级奖励三项；主编国内名院、名科、知名专家临床诊疗思维一书，已出版第二版，正在写第三版。主编代谢性骨病学，均为人民卫生出版社出版。				
专业特长	内分泌疾病的临床治疗，特别是危重和疑难疾病的治疗。				
给患者的建议	骨质疏松应该预防，治疗非常困难。游苏宁主任已经多次批评所谓的循证医学和各种指南的弊病。治疗疾病还是要遵循个体化原则。				

（三）河北省

李玉坤

姓　名	李玉坤	性　别	男	年　龄	52岁
科　室	内分泌科	职　称	教授、主任医师	现任职务	科主任
工作单位	河北医科大学第三医院			联系电话	
出门诊时间	周二、五全天			邮箱	Lykun1062@163.com
工作简历	1981年7月至今　河北医科大学第三医院内分泌科				
参加的学术组织及任职	中华医学会骨质疏松和骨矿盐疾病分会常务委员 中华医学会内分泌学会骨代谢学组委员 河北省医学会理事 河北省骨质疏松和骨矿盐疾病学分会主任委员 河北省医师协会内分泌代谢科医师分会常务委员 河北省医学会内科学分会常务委员 河北省、石家庄市医疗事故技术鉴定专家库成员 河北省卫生系列高级评委库成员 中国科学技术发展基金会、药学发展基金会、康辰骨质疏松医药研究奖（HOMA）评审委员会委员 国家自然科学基金同行评审专家 卫生部科研项目评审专家 教育部"留学回国人员科研启动基金"评审专家 河北省、北京市、福建省自然科学基金评审专家 《河北医科大学学报》、《中华骨质疏松和骨矿盐疾病杂志》、《中国组织工程与临床康复杂志》等杂志编委				
学术成就	获天津市科技进步二等奖、国家教委科技进步三等奖、日本骨与矿物质年会旅行奖和杰出论文奖、河北省科技进步三等奖、2008年国际骨质疏松大会the Webster Jee Travel Awards、2009年第五届中国药学发展奖康辰骨质疏松医药研究"学科成就奖"（HOMA）等。				
专业特长	在20余年的临床工作中，对内分泌疾病如代谢性骨病、糖尿病及其各种并发症、甲状旁腺功能亢进、甲状腺功能亢进，肾上腺疾病等积累了丰富的临床经验，尤其是在骨质疏松（原发性、继发性和特发性）的诊断和治疗方面有较深入的研究。				
给患者的建议	关爱您的骨骼健康。				

（四）山西省

刘 强

姓　名	刘强	性　别	男	年　龄	58岁
科　室	骨科	职　称	教授	现任职务	院长
工作单位	山西大医院（山西医学科学院）		联系电话		
出门诊时间	每周二上午		邮箱		sxdyy001@163.com
工作简历	1983年7月—2011年6月　山西医科大学副校长，山西医科大学第一医院副院长 2011年6月至今　山西大医院（山西医学科学院）院长				
参加的学术组织及任职	中华医学会创伤学分会副主任委员 中华医学会骨科学分会常务委员 中华医学会骨科学分会骨质疏松学组组长 中华医学会骨质疏松与骨矿盐分会委员 中国医师协会骨科医师分会常务委员 中国医师协会关节专业委员会副主任委员 中国康复医学会骨与关节风湿病专业委员会常务委员 中国医院协会医院感染管理专业委员会委员 全球华裔骨科学会理事 山西省医学会创伤医学专业委员会主任委员 山西省医学会骨科学专业委员会副主任委员 山西省医学会副会长 山西省医师协会副会长				
学术成就	在国内外期刊发表学术论文90余篇，出版专著11部。以第一作者获得山西省科技进步一等奖2项，二等奖3项，合作承担国家"863"重大项目1项和省级科研项目9项。已培养硕士研究生40余人，博士研究生7人。				
专业特长	关节外科、骨质疏松性骨折治疗、周围神经损伤。				
给患者的建议	预防骨质疏松，从年轻开始！				

董 进

姓 名	董进	性 别	男	年 龄	53 岁
科 室	内分泌科	职 称	教授	现任职务	
工作单位	山西医科大学第一医院			联系电话	
出门诊时间	每周一、二、三、四上午，一、二、五下午			邮箱	sdyydj@medmail.com.cn
工作简历	1978 年 7 月—1983 年 7 月　山西医医科大学医疗系医学学士学位 1983 年 7 月—1992 年 7 月　山西医科大学第一医院住院医师 1992 年 7 月—1995 年 7 月　山西医科大学硕士学位 1995 年 7 月—1998 年 7 月　山西医科大学第一医院内分泌科主治医师 1996 年　赴澳大利亚学习 1998 年　赴美国学习 1999 年　国家医药管理局 GCP 药理基地负责人培训班学习结业 1999 年　卫生部激素替代治疗（HRT）专家提高班短期学习 1999 年　中华医学会骨质疏松症新进展学习班短期学习 1998 年 7 月—2003 年　山西医科大学第一医院内分泌科副主任医师 2003 年 7 月至今　山西医科大学第一医院内分泌科主任医师				
参加的学术组织及任职	2012 年至今　任第四届中华医学会骨质疏松与骨矿盐分会委员 2012 年至今　任第四届山西医学会骨质疏松与骨矿盐委员会主任委员 2012 年至今　任第一届山西医学会骨质疏松与骨矿盐青年委员会主任委员 2006 至今　任山西老年学会老年保健食品专业委员会常务理事 2002 年至今　任中国老年学会骨质疏松症与骨矿盐分会委员 2012 年至今　任中华医学会骨质疏松症与《骨矿盐杂志》编委 2008 年至今　任山西省医师协会内分泌医师分会常委 2009 年至今　任中共山西医科大学委员会联系的高级专家 1999 年至今　任中国《骨质疏松杂志》编委 2014 年　任山西省保健干部咨询专家				

续表

学术成就	1992年　"锌化物的毒性研究"被山西省科协评为三等优秀论文（第二作者）。 1997年　"抗猪囊尾蚴单克隆抗体杂交瘤株建立"《国外医学》优秀论文（第一作者）。 1999年　获第三届国际骨质疏松学术会议优秀论文二等奖。 2001年　参加第六届中华医学会内分泌学术会议优秀论文。 2001年　受中华医学会资助参加第三届香港国际华夏内分泌学术会议。 2002年　"T细胞接种及IL-4对NOD鼠1型糖尿病的影响"获"山西省高等学校技术进步"二等奖第五名（山西省教育厅）。 2002年　"阿仑膦酸钠对绝经后骨质疏松症患者骨结构作用的初步研究"获第三届国际骨质疏松会优秀论文二等奖。 2005年　胫骨定量超声骨量正常参考值、骨质疏松症的诊断标准及骨折阈值建立研究，山西省科技厅成果鉴定国际先进水平。 2005年　甲状腺穿刺细胞DNA含量分析对甲状腺结节诊断价值，山西省科技厅成果鉴定达到国际先进水平。 2005年　吗啡对性腺轴、骨组织和子宫内膜影响的实验和应用研究，获山西省科学技术奖励委员会科技进步类二等奖。 常年担任山西医科大学医学系本科、专科、研究生基础和临床教学。到目前带硕士研究生30余人。常年担任山西医科大学医学系本科、专科、研究生基础和临床教学。发表论文近35篇、论著2部。
专业特长	内科常见疾病，尤其是内分泌疾病的诊断及治疗。在骨代谢病，尤其是骨质疏松症的基础研究、临床诊断与治疗。并开展甲状腺穿刺介入诊断及治疗。
给患者的建议	尽管把毕生精力都投入到医学领域中，但是，目前医学的发展现状是大部分疾病的病因还没有真正研究清楚，大部分疾病的治疗还不能完全治愈，还需要终身治疗，需要医患共同努力。

华东地区

（一）上海市

刘建民

姓　名	刘建民	性　别	男		年　龄	50 岁
科　室	内分泌科	职　称	主任医师、教授	现任职务	主任医师	
工作单位	上海交通大学医学院附属瑞金医院			联系电话		
出门诊时间	周一上午、周四下午、周五下午			邮箱	Ljmhh@sh163.net	
工作简历	1993 年至今　上海交通大学医学院附属瑞金医院					
参加的学术组织及任职	中华医学会骨质疏松和骨矿盐学会常委 *Journal of Bone and Mineral Research* 编委					
学术成就	在原发性骨质疏松和原发性甲状旁腺功能亢进症等临床和基础研究方面发表一系列文章。					
专业特长	1. 内分泌代谢病的临床诊治。 2. 代谢性骨病的临床和基础研究。					
给患者的建议	老年人防跌倒防骨折的重要性和防心脑血管疾病具有同等重要的地位。					

张克勤

姓　名	张克勤	性　别	男	年　龄	51 岁
科　室	内分泌科	职　称	教授、主任医师	现任职务	科主任
工作单位	上海同济大学附属同济医院			联系电话	
出门诊时间	每周三上午			邮箱	13621798084@126.com
工作简历	1984 年　本科毕业于上海第一医学院（今复旦大学上海医学院） 1987 年　硕士毕业于北京协和医学院内分泌科 1987—1995 年　在南京军区总医院内分泌科任住院军医和主治军医 1995—2010 年　在南京医科大学第一附属医院（江苏省人民医院）内分泌科主治医师、博士生、副主任医师、主任医师、博士生导师 （其中 2002 年 6 月—2004 年 9 月在美国密苏里大学完成博士后训练）				
参加的学术组织及任职	中华医学会骨质疏松与骨矿盐疾病分会全国常委、委员 上海市骨质疏松与骨矿盐疾病分会副主任委员 上海市内分泌学会委员				
学术成就	临床方面：有厚实的内分泌临床工作基础。 在科研方面：一直以骨代谢病和糖尿病为研究方向，获得国家自然科学基金 2 项、省部研究课题 5 项，在《Molecular and Cellular Biology》等 SCI 杂志发表论文多篇。主编《内分泌科精要》一书，另外还副主编 1 本和参编专著 8 本。已经带毕业了硕士生 11 名、博士生 1 名。				
专业特长	1. 骨质疏松的诊断、鉴别诊断和治疗。 2. 疑难骨病的诊断和治疗。				
给患者的建议	骨质疏松早期治疗效果更好，但任何阶段治疗都有效。				

张 权

姓 名	张权	性 别	男	年 龄	48 岁
科 室	骨科	职 称	副教授	现任职务	
工作单位	复旦大学附属华山医院			联系电话	
出门诊时间	周二下午（总院），周二上午（北院）			邮箱	zq951098@hotmail.com
工作简历	1993 年　上海医科大学（现复旦大学上海医学院）毕业后一直在华山医院工作至今 2000 年　升为副主任医师 2005 年　副教授、硕士研究生导师，主要从事骨科创伤修复临床工作与研究；以及骨质疏松的预防与治疗，特别是骨质疏松性骨折的预防与治疗				
参加的学术组织及任职	上海市骨质疏松与骨矿盐代谢学会副主任委员 上海市骨科学会创伤专业组委员 中华医学会骨质疏松与骨矿盐代谢学会委员 中华医学会骨科学分会骨质疏松专业组委员				
学术成就	发表医学论著 43 篇，其中 SCI 文章 5 篇。 参与《实用外科学》多版的编著；参与《难治性风湿病》的编著。 负责国家自然科学基金项目一项，上海市科委项目 2 项。				
专业特长	骨科复杂疾病的诊断与治疗。 骨科各种创伤的救治，尤其是骨质疏松性骨折、骨折愈合障碍、骨折后遗症的矫治等。 原发性骨质疏松、继发性骨质疏松的诊断、治疗与预防。				
给患者的建议	骨质疏松是个严重危害身体健康，甚至危害生命的疾病，应当早期预防、早期治疗。治疗骨质疏松不仅靠药物，还要注重锻炼与饮食保健。 骨质疏松性骨折在外科治疗的基础上，必须注重骨质疏松的治疗。骨折患者的功能不是养好的，而是靠功能锻炼训练出来的。功能训练同样对骨质疏松的防治同样意义重大。				

赵东宝

姓　名	赵东宝	性　别	男	年　龄	49 岁
科　室	风湿免疫科	职　称	教授、主任医师	现任职务	科主任
工作单位	上海第二军医大学附属长海医院			联系电话	
出门诊时间	周二上午，周三上午，周四下午			邮箱	dongbaozhao@163.com
工作简历	1983 年 8 月　第二军医大学军医系（6 年制）学员 1989 年 7 月　第二军医大学第一附属医院肾内科医师、助教 1992 年 8 月　第二军医大学研究生队硕士研究生 1995 年 9 月　第二军医大学第一附属医院肾内科主治医师、讲师 1996 年 8 月　第二军医大学研究生队博士研究生 1999 年 8 月　第二军医大学第一附属医院风湿免疫科主治医师、讲师 2001 年 9 月　第二军医大学第一附属医院风湿免疫科副主任医师、副教授 2006 年 12 月　第二军医大学第一附属医院风湿免疫科科主任 2007 年 9 月　第二军医大学第一附属医院风湿免疫科主任医师、教授				
参加的学术组织及任职	中华风湿病学分会常委、中国风湿免疫科医师分会常委、中华医学生物免疫学会常委 中华骨质疏松和骨矿盐疾病学会委员 中国免疫学会临床免疫学分会委员 中国康复医学会骨与关节及风湿病专业委员会委员 上海市风湿病学会副主委、上海市骨质疏松学会副主委、上海市免疫学会风湿免疫专业委员会副主委、上海中西医结合学会风湿病专业委员会委员 世界疼痛医师协会中国分会委员 《中国内科年鉴》风湿病专业主编 《中华风湿病学杂志》、《中华骨质疏松和骨矿盐疾病杂志》、《中国骨质疏松杂志》、《内科急危重症杂志》、《医学参考风湿免疫频道》编委				
学术成就	获上海市医学领军人才，上海市优秀学科带头人，上海市杨浦区优秀医师、军队院校育才银奖，总后三等功，校优秀学科带头人和 A 级优秀教员，院优秀科主任等称号。 以第 1 申请人获国家自然科学基金等 9 项。获军队科技进步二等奖 1 项，军队医疗成果三等奖 3 项，上海优秀发明二等奖 1 项，上海医学科技三等奖 3 项，中华医学奖 3 项。第 1 或通讯作者发表论文 86 篇，SCI 论文 12 篇。参编著作 26 部，主编 3 部。				

续表

专业特长	主要从事风湿病以及骨质疏松的诊治，精通类风湿关节炎、强直性脊柱炎、系统性红斑狼疮、痛风、骨关节炎等常见病处理，擅长成人 Still 病、反应性关节炎、风湿性多肌痛、系统性血管炎、白塞病等疑难杂症的诊治。 研究领域：类风湿关节炎骨破坏分子机制和相关治疗策略，痛风急性发作和尿酸转运蛋白分子遗传研究，糖皮质激素性／炎性骨质疏松基础和临床研究。
给患者的建议	原发性骨质疏松症属于静悄悄性疾病，是老年人常见病、多发病，骨折是其严重并发症，往往导致残疾或严重后果。因此，早检查（骨密度）、早预防（补钙、运动、日晒）、早治疗（抗骨松药物）非常必要。 骨松药物治疗需要长期执行，一般需要 3～5 年，故需要做好打持久战的准备，要有三个心，"信心、耐心、恒心"，这样才能战胜疾病，恢复健康正常生活。用药期间要定期复查，监测病情变化和药物不良反应。

章振林

姓　名	章振林	性　别	男	年　龄	48 岁
科　室	骨质疏松和骨病科	职　称	主任医师	现任职务	主任
工作单位	上海交通大学附属第六人民医院			联系电话	
出门诊时间	周一全天专家门诊，周三上午特需门诊			邮箱	ZZL2002@medmail.com.cn
工作简历	2002 年至今　在上海交通大学附属第六人民医院骨质疏松和骨病科工作				
参加的学术组织及任职	上海医学会骨质疏松专科分会主任委员 中华医学会骨质疏松和骨矿盐疾病分会副主任委员				
学术成就	研究重点是骨质疏松和骨病的遗传机制，以第一作者和通信作者发表 SCI 论文 60 篇，单篇论文最高 IF 为 11.2。				
专业特长	诊治骨质疏松及代谢病骨病。				
给患者的建议	关注骨骼健康，预防骨质疏松。				

程 群

姓　名	程　群	性　别	女	年　龄	45 岁
科　室	骨质疏松科	职　称	副主任医师	现任职务	科室主任
工作单位	复旦大学附属上海华东医院			联系电话	
出门诊时间	周一下午：整合门诊（与骨科） 周二全天、周四下午：专家门诊			邮箱	quncheng_2014@163.com
工作简历	1993—1998 年　华东医院内科住院医师 1998—2001 年　华东医院内分泌代谢科主治医师 2001—2004 年　复旦大学骨代谢病学硕士研究生 2004—2006 年　华东医院骨质疏松科主治医师 2006—2009 年　交通大学内分泌代谢博士研究生 2009—2014 年　华东医院骨质疏松科副主任医师				
参加的学术组织及任职	中华医学会骨质疏松及骨矿盐疾病分会中青年委员 上海市医学会骨质疏松专业委员会委员兼秘书				
学术成就	完成上海市科委及卫生局科研项目各一项，目前在研上海市卫生局慢性病重大项目和上海市卫生局面上项目各一项。				
专业特长	原发性骨质疏松症、继发性骨质疏松症、内分泌代谢相关性骨质疏松症。				
给患者的建议	"花开堪折直须折，莫待无花空折枝。" 时时珍惜您的骨骼财富，不要等到骨健康亮起"红灯"才匆匆"刹车" ——为时晚矣。				

（二）山东省

高海青

姓　名	高海青	性　别	男	年　龄	62 岁
科　室	老年病科	职　称	主任医师	现任职务	主任
工作单位	山东大学齐鲁医院			联系电话	
出门诊时间	周二全天			邮箱	13573187788@163.com
工作简历	1976 年　毕业于青海医学院医疗系 1979 年　调入山东大学齐鲁医院（原山东医学院附属医院） 1996 年　被卫生部派往新加坡国立大学企业管理学院学习 1998 年　晋升为教授 1999 年　参加美国夏威夷高级医院管理班学习 2005 年　参加北京大学 EMBA 管理班学习。				
参加的学术组织及任职	兼任中国医师协会全科医学分会副会长 中华医学会老年医学专业委员会委员 中华医学会骨矿与骨质疏松专业委员会委员 中国无创心功能研究会副主任委员 国家自然科学基金委特邀评审专家 山东医学会老年医学专业委员会名誉主任委员 山东省骨矿与骨质疏松专业委员会主任委员 山东省药理学会临床药理专业委员会主任委员 山东省慢性非传染疾病防治专家委员会心脑血管疾病防治学组组长 山东省心功能研究会会长 山东省微量元素科学研究会理事长 山东省保健委员会专家咨询委员会副主任 山东省中西医结合学会副会长 山东省医院管理协会副会长 山东省药学会常务理事 山东省药理学会临床药理专业委员会副主任 《中华老年医学杂志》副主编 《中华骨矿盐与骨质疏松杂志》编委 《山东大学学报医学版》常务编委 《山东医药》内科编委会副主任 《国际心血管病杂志》、《国外医学老年医学分册》、《中华老年心脑血管病杂志》等杂志编委				

续表

学术成就	近五年在国内国际重要期刊发表论文 100 余篇，被 SCI 收录 50 余篇，在其研究领域处于国际领先水平。近五年来承担并完成多项科技部重大专项、国际重点合作及国际合作项目，国家自然科学基金项目，国家九五攻关项目以及省部级重点项目；获省部级科技成果奖励 10 余项，获得国际和国内发明专利多项；作为主编出版专著多部，在老年医学和心血管内科等学术界有重大影响。
专业特长	创立了山东省第一个老年医学硕士和博士点，多年来致力于心血管临床和基础研究，在国内率先创立心脏远程监控中心，较早引进和开展了动态心电图监测、动态血压监测、骨质疏松症的诊断和治疗、无创心功能检查、心力储备功能检测，动脉血管弹性检查等多项诊疗技术；注重基础研究与临床实践结合，从事老年医学尤其是老年心血管病、骨质疏松症的基础与临床研究。
给患者的建议	关爱骨骼，关爱健康。

（三）江苏省

林 华

姓　名	林华	性　别	男	年　龄	52 岁
科　室	骨病中心	职　称	教授、主任医师	现任职务	主任
工作单位	南京市鼓楼医院			联系电话	025-83105188
出门诊时间	每周二、周三上午			邮箱	lh2116@126.com
工作简历	1985 年　南京医科大学医学系毕业，就职于南京市鼓楼医院骨科 1988 年　赴澳大利亚皇家墨尔本大学医学院研究生院学习 1990 年　取得英联邦职业医师资格，就职于澳大利亚皇家墨尔本大学医学院附属皇家墨尔本医院骨科 1995 年、2003 年　分别在日本岛根大学医学院附院骨科和美国加州大学医学院旧金山分院附院骨科工作学习 现任　南京市鼓楼医院骨病中心主任				
参加的学术组织及任职	国际骨质疏松基金会科学顾问委员会（IOF-CSA）委员 中华医学会骨质疏松和骨矿盐疾病委员会副主任委员 中华医学会骨科分会骨质疏松专业组副组长 中国医师协会骨科分会骨质疏松委员会副主任委员 江苏省医学会骨质疏松和骨矿盐疾病委员会主任委员 同时担任《中华骨质疏松和骨矿盐疾病杂志》副主编 《中华骨科杂志》编委 《中华健康管理杂志》编委 《美国骨与矿盐研究杂志 JBMR 中文版》编委 《中国骨质疏松杂志》副主编 《实用骨科杂志》编委 《实用老年医学》编委 《中国骨科临床与基础研究杂志》编委 《药物不良反应杂志》编委				
学术成就	主编著作 5 部，参编 13 部，以第一作者在国内外专业杂志上发表学术论文 132 篇，获得国家、部、省市各级科研项目共 14 项，获奖 11 项。				
专业特长	擅长诊治疾病包括：老年和各种疾病或药物所致的骨质疏松及其骨折；不明原因的全身骨骼关节和肌肉疼痛；各种颈背痛、胸腰痛、腰骶痛和腰腿痛；骨刺、骨质增生及骨关节炎；各种原因的股骨头坏死；不明原因的频繁骨折；青少年骨骼生长发育障碍等。				
给患者的建议	骨骼健康是身体健康最重要的环节之一，人类生命质量的体现依赖健康骨骼的保障。现代化老龄社会中，许多骨关节疾病都是在无声无息中发生、发展、加重的，定期的骨骼关节检查，尤其是骨密度测定很有价值。科学的生活方式和良好的生活习惯，如晒太阳，步行和适当的补钙，对人体骨关节及肌肉的保护和相关疾病的预防至关重要。若出现骨骼、关节或肌肉不明原因的疼痛应及时到医院，请专业医师诊治。				

徐又佳

姓 名	徐又佳	性 别	男	年 龄	52 岁
科 室	骨外科	职 称	主任医师、教授	现任职务	科教处处长
工作单位	苏州大学附属第二医院			联系电话	0512-67783346
出门诊时间	周二上午（专家门诊）周三上午（高级专家门诊）			邮箱	xuyoujia@medmail.com.cn
工作简历	1989 年 12 月至今　苏州大学附属第二医院 2004 年 6 月—2005 年 6 月　香港理工大学"PAST DOCTOR FELLOW"				
参加的学术组织及任职	中华医学会骨质疏松与骨矿盐疾病学会常务委员 江苏省骨质疏松与骨矿盐疾病学会副主任委员 江苏省省骨科学会创伤专业组委员 江苏省修复与重建外科学会副主委 江苏省卫生法学会常务理事 江苏省医院管理学会委员 苏州市骨质疏松与骨矿盐疾病专业委员会主任委员 苏州市骨外科专业委员会常务委员 江苏医药编委 中华创伤杂志编委 中华实验外科杂志编委				
学术成就	近年来专注于"铁代谢异常与骨质疏松症相关"研究领域，率先提出的"铁代谢异常可能是绝经后骨质疏松一个重要因素"，目前该研究成果获得了国内外学者重视。已经主持包括国家自然基金、教育部博士点基金、江苏省自然基金、江苏省医学专项等 10 多项科研项目。迄今发表学术论文 100 余篇，SCI 论文十余篇。多次获得部、省、市级科技进步奖、新技术引进奖。				
专业特长	1. 擅长关节置换、关节镜手术、交叉韧带重建术、创伤外科。 2. 对骨质疏松症、骨质疏松性骨折的诊疗及临床应用研究有独特观点。				
给患者的建议	1. 步入老年的人员，应该定期检测骨密度，了解自身骨骼状况。 2. 钙剂、维生素 D 摄入是预防骨质疏松症的基础预防措施，要坚持。 3. 应该保持健康的生活习惯，避免酗酒和吸烟，应该适量负重运动，应该努力预防跌倒。 4. 如果是骨质疏松症，应该尽早寻找相关医生就诊，双膦酸药物是一个改善骨质疏松的方法。				

徐道亮

姓　名	徐道亮	性　别	男	年　龄	52 岁
科　室	肾内科	职　称	主任医师	现任职务	副院长
工作单位	江苏省苏北人民医院			联系电话	0514-87373007
出门诊时间	周四上午			邮箱	yzxdl@126.com
工作简历	1987 年 7 月—1990 年 7 月　苏北人民医院内科 1990 年 8 月—1999 年 3 月　苏北人民医院肾内科 1999 年 4 至今　苏北人民医院院部				
参加的学术组织及任职	中华医学会骨质疏松与骨矿盐疾病专业委员会委员 江苏省医学会骨质疏松与骨矿盐疾病专业委员会副主任委员 扬州市医学会肾脏病专业委员会主任委员				
学术成就	先后发表论文 20 余篇，其中 SCI 收录 3 篇。 江苏省新技术引进一等奖 2 项，二等奖 3 项。 扬州市科技进步一等奖 1 项，二等奖 3 项。				
专业特长	擅长肾小球疾病的诊断与治疗，对慢性肾脏病继发骨代谢异常有独特的研究。				
给患者的建议	正确认识骨质疏松的危害。 防治结合，提高生活质量。				

（四）安徽省

邢学农

姓　名	邢学农	性　别	女	年　龄	60 岁
科　室	内分泌科	职　称	主任医师	现任职务	
工作单位	安徽省立医院			联系电话	
出门诊时间	每周一、三、四上午，二、五下午			邮箱	Xinsy1@126.com
工作简历	1982—1989 年　安徽省立医院内科、内分泌科住院医师 1989—1994 年　安徽省立医院内分泌科主治医师 1994—1999 年　安徽省立医院内分泌科副主任医师 1999 年至今　安徽省立医院内分泌科主任医师 其中 1997—2007 年　任内分泌科行政副主任				
参加的学术组织及任职	中华医学会骨质疏松和骨矿盐疾病分会委员 安徽省医学会骨质疏松和骨矿盐疾病分会主任委员 安徽省医学会内分泌学分会常委 中华医学会内分泌学分会骨质疏松学组委员				
学术成就	以第一作者或通讯作者发表论文近三十篇。 安徽省科技厅年度重点项目"毒性弥漫性甲状腺肿与骨代谢关系的研究"已结题并通过验收。				
专业特长	擅长于糖尿病、甲状腺疾病、痛风、垂体及肾上腺疾病、性腺疾病、绝经期综合征、多囊卵巢综合征、矮小症等疾病的诊治。 对多种原因导致的骨质疏松症的诊治有丰富的临床经验。				
给患者的建议	骨骼健康从娃娃抓起，平时应注重运动和健康的生活方式，戒烟限酒。 一旦诊断为骨质疏松症，建议及时就医，规范治疗。				

（五）江西省

霍亚南

姓　名	霍亚南	性　别	女	年　龄	52岁
科　室	内分泌科	职　称	主任医师	现任职务	副院长
工作单位	江西省人民医院			联系电话	
出门诊时间	周四、周五上午			邮箱	13970029871@126.com
工作简历	1983年　毕业于江西医学院医疗系，分配至江西省人民医院从事内分泌代谢临床工作				
参加的学术组织及任职	中华医学会骨质疏松和骨矿盐疾病分会委员 中国老年学学会骨质疏松委员会常委 江西省骨质疏松和骨矿盐疾病分会主任委员 江西省医学会内分泌分会常委 江西省中西医结合学会内分泌专业委员会副主任委员 《中华骨质疏松和骨矿盐疾病》杂志编委 中国医师协会骨质疏松症诊疗技术协作基地——江西基地负责人 江西省医师协会理事				
学术成就	主持国家级和省级课题十余项；发表专业论文40余篇，2013年荣获"江西省科技进步三等奖"一项；2014年获得江西省卫生计生委"有突出贡献中青年专家"荣誉称号。				
专业特长	骨质疏松症及代谢性骨病的临床研究				
给患者的建议	骨质疏松症是一种严重危害中老年健康的常见疾病，其可防可治，应尽早干预。让我们共同努力，还您健康的骨骼、给您灿烂的天空。				

（六）浙江省

严世贵

姓　名	严世贵	性　别	男	年　龄	59 岁
科　室	骨科	职　称	教授	现任职务	科主任
工作单位	浙江大学医学院附属第二医院			联系电话	
出门诊时间	周三			邮箱	zrjwsj@zju.edu.cn
工作简历	1983 年　毕业于原浙江医科大学，就职于浙江大学医学院附属第二医院骨科				
参加的学术组织及任职	中国医师协会骨科医师分会委员 《中华骨科杂志》副主编 《Journal of Surgery》编委 《Orthopaedic Surgery》编委 中华医学会骨科分会常务委员				
学术成就	以通讯作者或第一作者在国内外主流专业杂志发表论文 60 余篇，其中 SCI 收录论文 30 余篇，总影响因子超过 60，获授权国家发明专利 1 项，实用新型专利 1 项。近年主持国家自然科学基金项目 3 项，浙江省科技厅重点项目 2 项，浙江省自然科学基金项目 1 项，并作为指导者参加多项国家级、省部级项目。近年以主持者获浙江省科技进步奖二等奖 1 项，浙江省卫生厅科技进步一等奖 2 项，浙江省教育厅科技进步奖一等奖 1 项。主编参编专著 6 部。				
专业特长	关节外科：复杂性人工关节置换及翻修，运动创伤的关节镜治疗。				
给给患者的建议	疾病应在早期积极干预。				

陈锦平

姓 名	陈锦平	性 别	男	年 龄	57 岁
科 室	骨科	职 称	主任医师	现任职务	骨科副主任
工作单位	浙江省人民医院			联系电话	
出门诊时间	周三上午 VIP 门诊，周三下午骨质疏松门诊，周四上午专家门诊			邮箱	OPP870510@126.com
工作简历	1978 年 3 月—1982 年 12 月　浙江医科大学医学系读本科 1982 年 3 月—1986 年 7 月　浙江医科大学医学系工作任年级辅导员及年办主任 1986 年 9 月—1989 年 8 月　浙江中医药大学骨伤科系攻读硕士研究生 1989 年 8 月—2014 年 6 月　浙江省人民医院骨科工作任主治、副主任及主任医师				
参加的学术组织及任职	1990—2014 年　浙江省中西医结合骨伤科学会委员 2006—2014 年　中华医学会骨质疏松与骨矿盐疾病分会全国委员 2007—2014 年　浙江省医学会骨质疏松与骨矿盐疾病分会副主任委员 2007—2014 年　浙江省康复学会矫形外科分会副主任委员 2009—2014 年　浙江省人民医院骨质疏松诊疗中心主任 2010—2014 年　浙江省医学会骨科分会委员 2010—2014 年　浙江省脊柱脊髓损伤专业委员会副主任委员				
学术成就	浙江大学医学院教授，硕士研究生导师，浙江省人民医院骨科副主任，主任医师，从事骨科临床工作 30 年。曾到日本进修半年，香港、美国、法国等地短期学习，发表各种论文及 SCI 文章 40 余篇。				
专业特长	专业特长为脊柱外科及骨质疏松的诊治。 熟练掌握骨科各种治疗技术，擅长长颈肩腰腿痛，骨质疏松症、脊柱肿瘤、结核的诊治。在微创治疗脊柱骨折，颈、腰椎前后路手术方面，均有较深造诣。				

（七）福建省

林建华

姓　名	林建华	性　别	男	年　龄	58 岁
科　室	骨科	职　称	主任医师、教授	现任职务	院长、副校长
工作单位	福建医科大学附属第一医院			联系电话	0591-83354745
出门诊时间	周一下午、周三上午			邮箱	jianhual@126.com
工作简历	1982 年 7 月—1994 年 8 月　福建医科大学附属第一医院骨科，住院医师、主治医师 1994 年 9 月—1998 年 9 月　福建医科大学附属第一医院骨科，副主任医师、副教授 1996 年 8 月—1997 年 3 月　美国 Texas 大学 SanAntonio 医学中心骨科高级访问学者 1998 年 9 月至今　福建医科大学附属第一医院骨科，主任医师、教授 1995 年 2 月—2000 年 6 月　福建医科大学附属第一医院副院长 2000 年 7 月至今　福建医科大学附属第一医院院长 2005 年 2 月至今　福建医科大学副校长				
参加的学术组织及任职	中华医学会骨科学分会常务委员 中华医学会骨科学分会骨肿瘤学组副组长 中国抗癌协会肉瘤专业委员会副主任委员 中华医学会骨质疏松和骨矿盐疾病学分会常务委员 中国康复医学会修复重建外科专业委员会常务委员 中国医师协会骨科医师分会常务委员 福建省医学会副会长 福建省医院协会副会长 福建省医学会骨科学分会主任委员 福建省骨质疏松和骨矿盐疾病学分会副主任委员 福建省老年医学研究会副会长 福建省干部保健专家组副组长 担任《中华骨科杂志》、《中华创伤骨科杂志》、《中国肿瘤临床》、《中国骨与关节杂志》、《中国修复重建外科》、《中国骨与关节损伤》、《中国骨与关节外科》、《中国骨科临床与基础研究杂志》等十余本杂志副主编、常务编委、编委				

续表

学术成就	近五年主持国家自然基金课题 2 项，卫生部卫教联合攻关课题 1 项，教育部高等学校博士学科点专项科研基金 1 项，省科技厅重点项目、卫生厅医学创新课题、教育厅科研项目各 1 项。先后获得省医药卫生科技进步奖、省科技进步奖 13 次，其中省科技进步二等奖 5 次。已在国内外各级杂志发表论文 160 余篇，近五年以第一作者或通讯作者在 SCI 源杂志发表文章 25 篇（影响因子大于 3 分的论文 10 篇）。担任《*Vasculature of Skin Flaps*》、《*Surgical Flaps of the Limbs*》、《骨与软组织肿瘤学》、《骨科手术学》、《骨伤科用药技术》、《显微外科解剖学彩色图谱》、《足外科临床解剖学》等 17 本专著的主编、副主编和编委。担任卫计委全国住院医师规范化培养教材《骨科学》副主编，"十一五"、"十二五"卫生部、教育部全国医学高等院校规划教材编委、副主编。近五年培养硕士研究生 20 名，博士研究生 11 名。
专业特长	骨肿瘤、脊柱与关节疾病、骨质疏松症及平山病。

侯建明

姓　名	侯建明	性　别	男	年　龄	56 岁
科　室	内分泌科	职　称	主任医师	现任职务	科主任
工作单位	福建省立医院			联系电话	
出门诊时间	周一、周二、周四上午			邮箱	Hjm996@126.com
工作简历	1983 年 8 月—1991 年 05 月　福建省立医院内科医师 1991 年 5 月—1996 年 12 月　福建省立医院内科主治医师 1996 年 12 月—2003 年 12 月　福建省立医院内分泌科副主任医师、副教授 2003 年 12 月至今　福建省立医院内分泌科主任医师、教授、科主任				
参加的学术组织及任职	福建医科大学博士生导师 全国政协委员 中华医学会骨质疏松和骨矿盐疾病学分会常委 福建省医学会骨质疏松和骨矿盐疾病学分会主任委员 福建省糖尿病防治中心主任 福建省医学会内分泌学分会副主任委员 福建省医学会糖尿病学分会常委 福建省医学会内科学分会委员 福建省预防医学会慢病管理分会常委 《中华内科杂志》编委 《中华骨质疏松及骨矿盐疾病杂志》编委 《中华糖尿病杂志》编委 国家慢病综合防治示范区考评专家 国家科技奖评审专家 国家自然科学基金医学项目评审专家				
学术成就	先后承接并主研项国家自然科学基金面上项目、福建省重点科技项目、福建省自然科学基金项目的课题。4 次获福建省科技进步奖。在国内外知名期刊发表学术论文 30 多篇（其中 SCI 6 篇）。2009 年主编《骨质疏松症防治读本》，荣获 2011 年福建省"十佳科普图书"；被评为 2010 年中华医学会优秀医学科普作品。2010 年参编《骨质疏松症临床诊疗问答》。				
专业特长	内分泌与代谢性疾病（糖尿病、甲状腺疾病、骨质疏松）。				
给患者的建议	合理膳食，培养良好的生活习惯，适度运动。				

华中地区

（一）湖北省

沈 霖

姓 名	沈霖	性 别	男	年 龄	62岁
科 室	中西医结合骨伤科	职 称	教授、主任医师	现任职务	中西医结合研究所副所长
工作单位	华中科技大学同济医学院附属协和医院			联系电话	
出门诊时间	每周一、三全天			邮箱	Shenlinhb@sina.cn
工作简历	1982年12月至今　华中科技大学同济医学院附属协和医院中西医结合骨伤科医生。享受国务院颁布政府特殊津贴 1995年　被授予湖北省有突出贡献的中青年专家				
参加的学术组织及任职	中华医学会骨质疏松和骨矿盐疾病分会常务委员 中国医师学会中西医结合骨伤科委员会副主任委员 湖北省中西医结合学会副理事长 湖北省医学会骨质疏松和骨矿盐疾病分会主任委员 湖北省老年学学会骨质疏松专业委员会主任委员 武汉市中西医结合学会副理事长				
学术成就	先后主持国家自然科学基金资助课题5项、省部课题多项。 曾经获湖北省科技进步二等奖、三等奖及共16项。				
专业特长	中西医结合治疗骨质疏松症及代谢性骨病。				
给患者的建议	重视骨质疏松的防治。				

余学锋

姓　名	余学锋	性　别	男	年　龄	50 岁
科　室	内分泌科	职　称	主任医师、教授	现任职务	科主任
工作单位	华中科技大学同济医学院附属同济医院			联系电话	027-83662883
出门诊时间	周二上午、周四下午			邮箱	xfyu188@163.com
工作简历	1988 年 9 月—1990 年 8 月　同济医科大学附属同济医院内科住院医师 1990 年 8 月—1993 年 1 月　同济医科大学同济医院内科工作，1990 年底晋升为主治医师 1993 年 1 月—1994 年 8 月　丹麦临床与基础研究中心访问学者 2006 年 6 月—2009 年 8 月　华中科技大学同济医学院附属同济医院内分泌科工作，教授、硕士生导师 2009 年 9 月—2011 年 9 月　华中科技大学同济医学院附属同济医院内分泌科工作，科室主任、教授、博士生导师 2011 年 10 月至今　华中科技大学同济医学院附属同济医院内分泌科工作，科室主任、主任医师、三级教授、博士生导师				
参加的学术组织及任职	中华医学会糖尿病学分会委员 中华医学会骨质疏松及矿物质疾病分会委员 中国医师协会内分泌代谢分会委员 中华医学会内分泌分会骨代谢学组成员 中华医学会糖尿病学分会神经并发症学组成员 武汉市医学会内分泌专业委员会主任委员 湖北省医学会内分泌疾病分会副主任委员 湖北省老年学学会骨质疏松专业委员会副主任委员 《中国糖尿病杂志》编委 《中华糖尿病杂志》编委 《中华骨质疏松和骨矿盐疾病杂志》编委 《临床内科杂志》编委 《内科急危重症杂志》常务编委 《药品评价》常务编委 《中华国际医学论坛（电子版）－糖尿病专刊》常务编委 《英汉医学词汇》编委 《糖尿病天地》杂志编委 《国内外糖尿病指南与专家共识解读荟萃》编委				

续表

学术成就	1. Yu X（余学锋），New Investigator Award.Seventh International Conference on the Chemistry and Biology of Mineralized Tissues（Ponte Vedra Beach, Florida, 美国, 2001）。 2. 余学锋，糖尿病患者血中降钙素及甲状旁腺素水平的变化。获得1989年同济医科大学优秀青年科技论文二等奖；湖北省第三届自然科学优秀论文二等奖（1990年）。 3. 金之欣，李建华，张建华，余学锋，刘慎沛，崔武任，人血清免疫活性降钙素的放射免疫分法及其正常值，获武汉市1991年科技研究成果奖。
专业特长	擅长于糖尿病、代谢性骨病等内分泌系统疾病的诊治。
给患者的建议	骨质疏松应该预防为主，尽早治疗。

郭晓东

姓　名	郭晓东	性　别	男	年　龄	46岁
科　室	骨科	职　称	教授	现任职务	骨科研究所办公室主任
工作单位	华中科技大学同济医学院附属协和医院			联系电话	
出门诊时间	每周一、三全天			邮箱	xiaodongguo@hust.edu.cn
工作简历	2005—2007年　曾在加拿大多伦多大学从事博士后工作 2000年　获华中科技大学协和医院外科学骨科专业医学博士，留校后2006晋升为教授、主任医师、博士生导师 2011年　晋升为三级教授				
参加的学术组织及任职	中华医学会骨质疏松与骨矿盐疾病分会委员 中华医师学会骨科分会骨质疏松学组委员 中国康复医学会脊柱脊髓专业委员会基础研究学组委员 湖北省医学会骨科微创专业委员会（筹）副主任委员 湖北省老年学学会骨质疏松专业委员会副主任委员 湖北省医学会骨质疏松分会秘书长兼中青年委员会副主任委员 武汉市中西医结合学会骨伤科委员会副主任委员 曾任中华医学会骨质疏松与骨矿盐疾病中青年委员会副主任委员				
学术成就	主持国家及省市各级科研课题18项，其中国家自然基金5项、中国／加拿大国际科技合作专项、教育部"新世纪优秀人才支持计划"等各1项；参加国家及省市各级课题14项。在 *J Controlled Release*（Top 2.5%）等期刊发表SCI收录论文50余篇，被 *Chemical Society reviews*（Top 0.1%），Nature Medicine（Top 0.18%）等期刊他引600余次。 现为《*Journal of Bone and Mineral Research*（IF ＝ 7.056），*Chinese edition*》、《中华实验外科杂志》、《中华骨质疏松与骨矿盐疾病杂志》、《中国骨与关节杂志》、《生物骨科材料与临床研究》、《临床急症杂志》等期刊编委；《中华骨科杂志》通信编委；为 *Biomaterials*（Top 1.7%）等17种外刊审稿人。				
专业特长	对骨质疏松性胸腰椎骨折、脊柱脊髓损伤、复杂骨盆髋臼骨折等创伤骨科相关疾病的微创治疗有较深的理解。为卫生部"骨质疏松症诊断和质量控制标准"讲师团成员。曾参加卫生部／哈佛大学医学院骨质疏松高级学习班。				
给患者的建议	三分治病七分养，八分护理十分防；善待骨骼才能颐养天年！				

（二）湖南省

罗湘杭

姓　名	罗湘杭	性　别	男	年　龄	42 岁
科　室	代谢内分泌科	职　称	主任医师	现任职务	中南大学代谢内分泌研究所副所长
工作单位	中南大学湘雅二医院			联系电话	
出门诊时间	每周一			邮箱	xianghangluo@sina.com
工作简历	2000 年 7 月—2002 年 8 月　中南大学湘雅二医院主治医师 2002 年 9 月—2006 年 8 月　中南大学湘雅二医院副主任医师 2005 年 9 月至今　中南大学湘雅二医院博士生导师 2006 年 9 月至今　中南大学湘雅二医院研究员 2011 年 9 月至今　中南大学湘雅二医院主任医师 2009 年 5 月至今　中南大学代谢内分泌研究所副所长，湘雅二医院代谢内分泌科副主任，代谢性骨病研究室主任				
参加的学术组织及任职	2005 年至今　中华医学会骨质疏松和骨矿盐疾病分会委员 2008 年至今　中华骨质疏松和骨矿盐疾病杂志编委 2009 年至今　中华医学会内分泌学分会青年委员 2009 年至今　中华医学会内分泌学分会骨代谢组委员 2012 年至今　Bone Res 编委 2013 年至今　国际华人骨研学会委员 2015 年至今　*Osteoporosis Int* 编委				
学术成就	主要著作、科研成果：在多个重要 SCI 杂志发表高影响力论著数篇。 主要获奖情况：获国家科技进步二等奖、中国青年科技奖、中青年科技创新领军人才（科技部）、新世纪优秀人才支持计划、霍英东基金会高校青年教师奖（研究类）、全国优秀博士学位论文等。				
专业特长	擅长骨质疏松症、糖尿病、甲亢等代谢内分泌疾病的诊治。				
给患者的建议	生命在于运动。				

谢忠建

姓　名	谢忠建	性　别	男	年　龄	52 岁
科　室	代谢内分泌科	职　称	教授	现任职务	代谢内分泌研究所副所长
工作单位	中南大学湘雅二医院			联系电话	
出门诊时间	每周星期三上午和下午			邮箱	zhongjian.xie@gmail.com
工作简历	1990—1993 年　在湖南医学院第二附属医院内科任主治医生 1993—1995 年　在丹麦临床与基础医学中心从事博士后研究 1995—1999 年　在美国加州大学从事博士后研究 2000—2008 年　任美国旧金山加州大学助理教授 2009—2010 年　在美国旧金山加州大学担任副教授 2010 年　回国工作后在中南大学湘雅二医院代谢内分泌研究所任副所长、教授、博士生导师				
参加的学术组织及任职	美国生物化学与分子生物学会员 美国细胞生物学学会会员 美国骨矿学会会员 世界皮肤研究学会会员 湖南省内分泌学会副主任委员及代谢性骨病学组组长				
学术成就	克隆了人磷脂酶 C-γ1 的启动子基因，发现了人鳞状上皮细胞中磷脂酶 C-γ1 基因中的维生素 D 的反应元件；发现了维生素 D 受体在鳞状上皮分化中的作用；阐明了鳞状上皮细胞内活性维生素 D 的自身调节机制；发现了磷脂酶 C-γ1 在钙和 1,25- 双羟维生素 D 诱导的鳞状上皮细胞分化中的作用；发现了 E- 钙黏素、β- 连接素 p120 连接素和磷酸肌醇 3 激酶在钙诱导的鳞状上皮细胞分化中的作用；发现了 PIKE 介导表皮生长因子的促鳞癌细胞增生中的作用。				
专业特长	临床内分泌，代谢性骨病，维生素 D。				
给患者的建议	1. 为了能使皮肤合成足够的维生素 D3，在夏季应选择上午 10 点到下午 2 点的时段晒太阳，不采取任何防晒措施（包括防晒霜或打伞），四肢暴露，接受阳光直射 15 至 30 分钟即可满足 1～2 天维生素 D 的生理需要量。而在无太阳或四肢无法暴露的季节，每天摄取普通维生素 D 600～1000U。 2. 老年人在坚持晒太阳或补充普通维生素 D 以维持正常的维生素 D 营养状况的同时，可使用适量的活性维生素 D 或其衍生物，但需要注意的是，普通维生素 D 是营养素，而活性维生素 D 或其衍生物是药物，需在医生的指导下使用，不能当作营养素来补充。				

廖二元

姓　　名	廖二元	性　别	男	年　　龄	67 岁
科　　室	内分泌科	职　称	教授	现任职务	
工作单位	中南大学湘雅二医院康雅医院			联系电话	
出门诊时间				邮箱	eyliao@21cn.com
工作简历	1973 年 07 月—1979 年 10 月　湖南医学院附二院助教、住院医师 1982 年 07 月—1985 年 06 月　湖南医学院附二院讲师、主治医师 1988 年 12 月—1993 年 04 月　湖南医科大学附二院内分泌科主任、教授、主任医师 1993 年 05 月—1995 年 11 月　湖医大代谢内分泌研究所、湖医大附二院内分泌科副院长、所长、教授、主任医师 1995 年 12 月—2000 年 04 月　湖医大代谢内分泌研究所、湖医大附二院内分泌科院长、所长、教授、主任医师、博导 2001 年 05 月—2008 年 12 月　中南大学代谢内分泌研究所、湘雅二医院内分泌科所长、主任、教授、主任医师、博导 2009 年 01 月至今　中南大学代谢内分泌研究所、湘雅二医院内分泌科教授、主任医师、博导				
参加的学术组织及任职	2004 年 10 至今　中华医学会骨质疏松与骨矿盐疾病分会副主任委员、主任委员、前任主任委员 2009 年 02 月—2012 年 02 月　中华医学会内分泌学分会副主任委员 2000 年 05 月至今　国务院学位委员会学科评议组成员 1990 年 12 月至今　湖南医学会内分泌专业委员会主任委员 2008 年 08 月至今　《中华内分泌代谢杂志》、《中华骨质疏松杂志》副总编 2000 年 05 月至今　《糖尿病之友》和《药品评价》杂志主编				
学术成就	长期扎根临床一线，积累了丰富的临床经验和诊疗技能，在临床工作中诊治患者 57 800 余例。抢救危重患者 2200 余例，诊治国内外疑难病例 400 多例。年均完成科内及院外疑难病例会诊 60 余例。年均专家门诊量 1000 余例，完成了国内许多疾病的首次诊断和确诊，如异位双激素分泌综合征、无症状骨硬化、单骨 Paget 骨病、晚发型脊柱－骨骺发育不良伴关节病、钙化性小动脉病，并在国内和国际刊物进行了报道。 在临床工作中不断总结和创新，先后获国家科技进步奖 2 项、省部级科技进步一等奖 3 项、全国优秀博士论文导师奖 1 项；成果和新技术推广应用到 26 个省市自治区和香港特区，使我校的内分泌学科实现了跨越式发展，成功入选国家重点学科和国家重点临床专科，并且在骨质疏松临床研究领域提高了我国的国际学术地位和临床诊断水平。 同时，作为中南大学湘雅医学院内科学的学科带头人积极推动内科专业的发展，2011 年中南大学湘雅医学院内科学成功入选湖南省重点学科；牵头建设《内科学》，使其成为国家精品课程。担任国家七／八年制规划教材《内科学》副主编，成为湘雅内科系统首位担任国家级规划教材副主编的专家。				
专业特长	代谢内分泌、代谢性骨病。				

（三）河南省

郑丽丽

姓　名	郑丽丽	性　别	女	年　龄	58 岁
科　室	内分泌科	职　称	主任医师	现任职务	一病区主任
工作单位	郑州大学第一附属医院		联系电话		
出门诊时间	周一上午、周三下午、周五上午		邮箱		Zhengli63162@126.com
工作简历	1980 年 1 月—1999 年 8 月　内科住院医师、主治医师、副主任医师 1989 年 9 月—1992 年 9 月　河南医科大学内科硕士 1999 年 9 月—2002 年 6 月　河北医科大学内科学博士 2003 年至今　郑大一附院内分泌科主任医师、教授、博士生导师				
参加的学术组织及任职	中华医学会骨质疏松与骨矿盐疾病专科分会委员 中华医学会内分泌学会肝病及代谢学组委员 河南省骨质疏松与骨矿盐疾病学会主任委员 河南省内分泌暨糖尿病学会副主任委员 河南省高血压防治专业学会副主任委员 中国老年学学会骨质疏松委员会常务委员				
学术成就	科研课题： 1. 2006 年河南省科技攻关项目　同种异体人胰岛细胞－肾联合移植治疗糖尿病终末期肾病。 2. 2009 河南省卫生厅项目　一种已透过细胞的化合物的合成及其可能的降糖效应的试验研究。 3. 2010 年河南省卫生厅项目　内脏脂肪素和糖尿病大血管病变关系的探讨，2010 年郑州市科技项目 内脏脂肪素在动脉粥样硬化发病机制中作用的探讨。 4. 2012 年卫生厅普通项目　项目编号 201203010 河南省骨质疏松症流行病学研究 郑丽丽。 5. 2014 年度河南省教育厅科学技术研究重点项目（已立项）　编号：14A320049。FTO 对 FoxO1 在非酒精性脂肪肝中的表达的影响及相关机制。 参与项目： 1. 糖尿病治疗和血管保护行动（ADVANCE）研究（全球项目）。 2. 糖尿病治疗和血管保护行动－后续研究（ADVANCE-on）研究。 3. 糖尿病合并远端对称性多发性神经病变（DSPN）的筛查。 4. 中国糖代谢异常患者脂肪肝患病现况调查。 5. 中国 2 型糖尿病治疗和管理模式及其随访实效的评估（CCMR-305-EXTEND2D）。 发表论文 40 余篇，SCI 收录 2 篇，获科技进步奖 4 项。				
专业特长	熟练掌握骨质疏松症、糖尿病、甲状腺、甲状旁腺疾病，肾上腺、垂体、性腺、骨代谢、身材矮小、痛风、胰岛细胞瘤等内分泌疾病的诊治，擅长糖尿病血管并发症（糖尿病并高血压、冠心病、肾病等）的诊治。				

华南地区

（一）广东省

丁 悦

姓 名	丁 悦	性 别	女		年 龄	41 岁
科 室	骨外科	职 称	教授、主任医师	现任职务		药物临床试验机构副主任
工作单位	中山大学孙逸仙纪念医院			联系电话		020-81332553
出门诊时间	周三下午			邮箱		dingyue36@126.com
工作简历	1998 年 7 月—2001 年 6 月　中山大学孙逸仙纪念医院骨外科住院医师 2001 年 7 月—2005 年 12 月　中山大学孙逸仙纪念医院骨外科主治医师 2006 年 1 月—2010 年 12 月　中山大学孙逸仙纪念医院骨外科副教授、硕士生导师 2011 年 1 月至今　中山大学孙逸仙纪念医院骨外科主任医师 2011 年 9 月—2011 年 12 月　公派至亚琛大学附属迪伦医院骨外科临床与科研合作 2012 年 11 月至今　中山大学孙逸仙纪念医院骨外科教授、主任医师、博士生导师、药物临床试验机构副主任					
参加的学术组织及任职	中华医学会骨质疏松和骨矿盐疾病分会青年委员会副主任委员 中华医学会骨科分会基础学组委员 广东省关节外科学会青年委员会副主任委员 广东省康复学会骨与关节、风湿病分会常委兼秘书 广东省医学会骨质疏松学会常委 ASBMR 骨折防治 force task 工作组专家 《中华骨科杂志》通讯编委 《中华骨质疏松和骨矿盐疾病杂志》编委 《中华关节外科杂志》、《实用骨科杂志》等杂志编委 《JBMR 中文版》编委					

学术成就	丁悦教授现担任中华医学会骨质疏松和骨矿盐疾病分会青年委员会副主任委员、中华医学会骨科分会基础学组委员、广东省关节外科学会青年委员会副主任委员、广东省骨质疏松学会常委、广东省康复医学会骨与关节风湿疾病学会常委兼秘书。《中华骨科杂志》通讯编委，《中华关节外科杂志》、《实用医学杂志》、《实用骨科杂志》、《中华骨质疏松与骨矿盐疾病杂志》和《JBMR 中文版》编委，参编 2011 年中华医学会《原发性骨质疏松症诊治指南》。是广东省高等学校"千百十工程"的校级培养对象，并被中山大学孙逸仙纪念医院评为"博济人才"。曾公派至德国埃森大学医学院骨外科学习 2 年，获德国医学博士学位。擅长骨关节疾病和骨质疏松症的诊治。承担国家自然科学基金 3 项、教育部、卫生部、广东省自然基金项目等 10 余项课题的研究，并与多个国家和地区的科研机构开展国际合作项目。研究成果在近年的全球骨科研究年会（CORS）、全国骨科年会和广东省骨科年会中均有多次大会发言，并屡次获得优秀论文奖。曾获首届骨科归国留学人员优秀论文三等奖、2005 年广东省科技进步二等奖、2008 年广州市科技进步二等奖、2010 年广东省科技进步三等奖，参编专著 6 部，在本专业的国内外期刊已发表论文 60 余篇。
专业特长	擅长骨质疏松症的诊治；擅长骨关节疾病的诊治，复杂人工关节置换术及关节镜手术。
给患者的建议	骨质疏松症是一种可防可治的疾病；对骨质疏松症进行早期干预可降低骨质疏松性骨折的发生风险；随访和定期复查在疾病诊治过程中非常重要。

邓伟民

姓　名	邓伟民	性　别	男	年　龄	55 岁
科　室	华侨楼高级医疗中心	职　称	主任医师	现任职务	科主任
工作单位	广州军区广州总医院			联系电话	
出门诊时间	每周一、二、四上午，每周三下午		邮箱		43901522@qq.com
工作简历	1984 年 4 月—1987 年 4 月　广州军区广州总医院医师 1991 年 7 月—1998 年 4 月　广州军区广州总医院主治医师 1998 年 4 月—1998 年 8 月　广州军区广州总医院副主任医师 1998 年 9 月—1999 年 9 月　广州军区广州总医院老年病科副主任、副主任医师 1999 年 9 月—2002 年 12 月　广州军区广州总医院门诊部副主任、副主任医师 2002 年 12 月—2005 年 12 月　广州军区广州总医院华侨楼高级医疗中心副主任、副主任医师 2005 年 12 月—2010 年 5 月　广州军区广州总医院华侨楼高级医疗中心副主任、主任医师 2010 年 5 月至今　广州军区广州总医院华侨楼高级医疗中心主任、主任医师、教授				
参加的学术组织及任职	2002—2008 年任第一届广东省医学会骨质疏松学分会副主任委员，2008 年至今担任广东省第二、三届骨质疏松学分会主任委员，2009 年至今任广东省医学会常务理事，全国老年病学会骨质疏松委员会常务委员、中华医学会骨质疏松和骨矿盐疾病分会委员，国家自然科学基金评审专家，国家及广东省科技进步奖评审专家。任《中国骨质疏松杂志》副主编，《中华骨质疏松和骨矿盐疾病杂志》编委。				
学术成就	从事骨质疏松症中西医结合临床和实验研究 30 年，先后获国家自然基金、广东省中医药管理局科研课题、广东省科技计划项目、全军中医药专项科研课题等共 20 余项。骨质疏松症临床和实验研究课题先后获军队医疗成果奖及省部科技进步奖二等奖共 6 项，军队科技进步奖及医疗成果奖三等奖共 5 项（均为第一研究者）。主编专著 7 部，参编 2 部，发表骨质疏松症临床和实验研究方面的论文 80 余篇。2005 年获中华人民共和国知识产权局专利 1 项。先后获军队三等功 2 次及军队优秀特殊人才岗位津贴 4 次。				
专业特长	擅长绝经后骨质疏松症、更年期综合征、月经病、不孕症、慢性盆腔炎等妇科疾病治疗。				
给患者的建议	提高对骨质疏松症危害的认识，坚持规范治疗，改善生活方式，正确看待骨松治疗疗程与疗效的关系，切勿半途而废。				

刘 丰

姓　名	刘丰	性　别	男	年　龄	52岁
科　室	老年病科	职　称	主任医师	现任职务	科主任
工作单位	广州市第一人民医院			联系电话	
出门诊时间	周一			邮箱	Pfys1103@126.com
工作简历	1986年7月—1990年9月　安徽蚌埠医学院附属医院心内科 1993年7月至今　广州市第一人民医院老年病科				
参加的学术组织及任职	中华医学会骨质疏松学分会委员 广东省医学会骨质疏松分会副主任委员 广州市医学会骨质疏松分会主任委员				
学术成就	发表学术论文60余篇，专著一部，培养研究生10余个。				
专业特长	老年疾病与骨质疏松。				
给患者的建议	正确认识骨质疏松是健康长寿的前提。				

吴 文

姓　名	吴　文	性　别	男	年　龄	50 岁
科　室	内分泌科	职　称	主任医师	现任职务	病区主任
工作单位	广东省人民医院			联系电话	
出门诊时间	周二上午，周四上午			邮箱	wuwen1964@163.com
工作简历	1987 年 7 月—1993 年 3 月　广东省人民医院东病区内科住院医师 1994 年 4 月—1998 年 10 月　广东省人民医院东病区内分泌科主治医师 1998 年 11 月—2006 年 11 月　广东省人民医院东病区内分泌科副主任医师、科室副主任 2006 年 12 月至今　广东省人民医院东病区内分泌科主任医师、病区主任				
参加的学术组织及任职	中华医学会骨质疏松及骨矿盐疾病学分会秘书长 中华医学会骨质疏松及骨矿盐疾病学分会常委 广东省医学会骨质疏松学分会原副主任委员 广东省医学会骨质疏松学分会常委 广东省医学会糖尿病学分会委员 全国继续教育项目评审专家 《中国骨质疏松杂志》、《中国老年学杂志》常务编委 《中华骨质疏松及骨矿盐疾病杂志》编委				
学术成就	负责国家"十一五"科技支撑计划项目子课题、广东省自然科学基金、广东省科技厅、广东省卫生厅、广州市科信局等科研项目 10 余项。发表 SCI 论文 3 篇，核心期刊发表论著 30 余篇。2009 年获得广东省科技成果三等奖。 培养硕士研究生 8 名。				
专业特长	骨质疏松高危人群的筛查及骨折的预防。 糖尿病血管病变的综合防治。				
给患者的建议	骨质疏松是常见病、多发病，是可以预防和治疗的慢性病，预防比治疗获益更大。骨质疏松症患者要知晓骨质疏松症的危害和预防的基本措施，生活方式最重要，运动锻炼不可少，定期保健一定要，预防跌倒要做到。				

（二）广西壮族自治区

颜晓东

姓　名	颜晓东	性　别	男	年　龄	54 岁
科　室	内分泌代谢科	职　称	主任医师	现任职务	科主任
工作单位	广西壮族自治区人民医院		联系电话	0771-2186438	
出门诊时间	每周三全天，每周四上午		邮箱	Xiaodong930111@163.com	
工作简历	1983 年　毕业于广西医学院，进入广西壮族自治区人民医院工作，先后在放射科、消化内科担任住院医师、主治医师 1994 年　开始从事内分泌专业 1999 年　开始担任广西壮族自治区人民医院内分泌代谢科主任 1996 年　取得内科副主任医师资格 2002 年　晋升为主任医师				
参加的学术组织及任职	中华医学会骨质疏松和骨矿盐疾病分会委员 中国医师协会内分泌代谢医师分会委员 中华医学会糖尿病分会糖尿病足与外周血管病工作组成员 中华医学会广西内分泌学会副主任委员 广西糖尿病学会副主任委员 广西老年学会副主任委员 广西社区卫生协会副秘书长 广西骨质疏松学组组长				
学术成就	近年来承担和参与国家级科研课题一项，省级科研课题七项，广西卫生厅重点科研课题两项。获得省级科技进步三等奖两项，广西医药卫生适宜技术推广奖三等奖两项，发表论文 40 余篇。				
专业特长	研究领域：代谢性骨病与骨质疏松症，糖尿病足病。				
给患者的建议	对于慢性疾病预防与早期诊断、早期治疗的意义在大多数患者仍然未受到重视，骨质疏松的早期诊断意义尤显重要，在专科医生建议下的定期检查可以避免严重的并发症和不良事件发生。				

西南地区

（一）重庆市

邓忠良

姓　名	邓忠良	性　别	男	年　龄	51 岁
科　室	骨科	职　称	教授、博导	现任职务	副院长
工作单位	重庆医科大学附属第二医院		联系电话		
出门诊时间	周三上午		邮箱		Zhongliang.deng@qq.com
工作简历	1987 年　毕业于华西医科大学，一直在重庆医科大学附属第二医院骨科工作				
参加的学术组织及任职	中华医学会骨质疏松与骨矿盐疾病分会委员 中国老年学学会骨质疏松专业委员会常委 中国中西医结合学会骨科微创专业委员会脊柱内镜学组主任委员 重庆市医学会骨质疏松专委会主任委员 重庆市老年学学会副会长、老年骨质疏松专委会主任委员				
学术成就	脊柱骨质疏松疏松骨折微创治疗相关研究获重庆市科学技术进步二等奖，中华医学二等奖。 发表颈椎病经皮内镜治疗、椎体成形术等相关的临床与基础研究论文一百余篇，其中国际 SCI 杂志论文 40 余篇。在国际学术会议报道微创脊柱相关技术 20 余次。				
专业特长	1．骨质疏松合并椎间盘退变的诊断治疗。 2．骨质疏松性骨折预防与微创治疗。 3．颈椎病腰椎间盘突出症微创治疗。				
给患者的建议	骨健康，身体才能健康！				

陈 林

姓　名	陈林		性　别	男	年　龄	49 岁
科　室	骨质疏松与骨发育门诊、康复医学科		职　称	教授	现任职务	科室主任
工作单位	第三军医大学附属大坪医院			联系电话	023-68757041	
出门诊时间	每周三上午			邮箱	linchen70@163.com	
工作简历	1981—1993 年　第三军医大学临床医学学士、硕士、博士 1989—1990 年　第三军医大学野战外科研究所助理研究员 1993—1996 年　第三军医大学野战外科研究所普通外科医师副教授 1997—2001 年　美国 NIH 糖尿病、消化及肾脏病研究所（NIDDK）访问学者博士后 2002—2007 年　第三军医大学第三附属医院创伤中心（实验室）、重症医学科教授 2008 年至今　第三军医大学第三附属医院（大坪医院）骨质疏松与发育门诊教授、主任 2013 年至今　第三军医大学第三附属医院（大坪医院）康复医学科教授主任					
参加的学术组织及任职	美国骨矿研究协会（ASBMR）会员 中华医学会"骨质疏松及骨矿盐疾病专业委员会"常委 中国生物工程学会组织工程与再生分会委员 中国遗传学会发育遗传学分会委员 全军重症医学会常委 中华医学会"骨质疏松及骨矿盐疾病专业委员会"重庆分会副主任委员 老年医学会骨质疏松专委会重庆分会副主委					
学术成就	为"长江学者奖励计划"特聘教授、国家杰出青年基金获得者、科技部973（脊柱发育与退变机制研究）首席科学家、入选"新世纪百千万人才工程"、"重庆市学术技术带头人"，享受政府特殊津贴及军队专业技术 I 类津贴。主要从事骨、软骨发育与遗传病（侏儒等）、骨代谢疾病（骨质疏松）、骨／关节退行性疾病与损伤等诊治、康复与基础、临床研究。牵头承担骨骼相关的973、国家自然基金重点（2项）、重大国际合作等项目 10 余项。获 3 项国家发明专利，发表论文 100 余篇，包括在 *J Clin Invest*、*Embo J*、*J Cell Biol*、*Hum Mol Genet*、*J Bone Miner Res*、*Bone*、*Arthritis Rheum* 等 SCI 杂志发表文章 40 余篇，引用 2500 余次。先后获 1999 年、2000 年及 2002 年度 NIH 优秀博士后研究奖、1998 年美国骨矿研究协会青年研究员奖。					
专业特长	骨骼发育，骨骼遗传疾病，骨质疏松，骨性关节炎与骨康复。					
给患者的建议	早期防治，适当锻炼效果好。 骨质疏松治疗不只是补钙。 骨质疏松是静悄悄的流行病，中老年人最好定期（1～2 年）检查一次双能 X 线骨密度。 骨质疏松症是需要终身管理的疾病，规范化、个性化治疗是关键。					

胡侦明

姓　名	胡侦明	性　别	男	年　龄	53 岁
科　室	脊柱外科	职　称	主任医师、教授	现任职务	副院长、科主任
工作单位	重庆医科大学附属第一医院			联系电话	023-89011677
出门诊时间	周二上午			邮箱	spinecenter@163.com
工作简历	1996 年 8 月—2001 年 6 月　昆明医科大学第二附属医院骨研室主任、骨科主任、讲师、副教授、教授、硕导、博导，云南省中青年学术和技术带头人 2000 年 6 月—2004 年 1 月　Spine Research & Clinic Fellow, Rush Presbyterian-St.Luke's Medical Center, Chicago, USA, University of Toronto, Canada 2005 年 4 月—2007 年 10 月　首都医科大学骨外科学系副主任，附属北京友谊医院骨科副主任，学科带头人，教授，博导 2007 年 11 月至今　重庆医科大学附属第一医院院长助理，副院长，脊柱外科中心主任，康复科主任，主任医师、教授、博导				
参加的学术组织及任职	中国医师协会骨科医师分会第一届骨质疏松工作委员会副主任委员 中华医学会骨科学分会第三届骨质疏松学组副组长 中华医学会骨质疏松骨矿盐疾病学会委员 中国医师协会骨科医师分会委员 中国医师协会老年病学医师分会委员 中华医学会老年医学分会骨代谢疾病学组委员 中国科学技术发展基金会骨质疏松基金会副秘书长				
学术成就	在 30 年的骨科临床、科研及教学工作中，进行过数千例脊柱创伤、畸形、肿瘤及退行性变及脊柱微创外科等方面的手术治疗。长期从事脊柱骨质疏松性骨折防治研究，第三届中国优秀青年科技创业奖获得者，主持国家自然科学基金及省部级基金项目 21 项，获省部级科技进步奖 9 项。近年来建立了重庆医科大学附一院骨质疏松症多学科防治协作中心，为推进西部及重庆地区的骨质疏松防治作出了重大贡献。对椎体成形术止痛机制及临床应用的相关系统性研究达国内领先水平，临床微创椎体成形术治疗骨质疏松性椎体压缩性骨折数千例取得较好疗效，获 2014 年重庆市科学技术进步二等奖和 2013 年重庆市医学科技一等奖，我国微创治疗骨质疏松性椎体压缩性骨折及相关研究领域的著名专家。培养硕士、博士研究生近 60 名；发表文章 127 篇（SCI 31 篇，最高 IF 10.722），主编专著两部，参编五部。				
专业特长	1. 临床脊柱外科及微创脊柱外科。 2. 骨质疏松性脊柱骨折的基础与临床治疗研究。 3. 骨组织生长因子；骨、软骨再生修复的组织工程学研究。 4. 脊柱，关节退行变的分子生物学及生物力学基础。				
给患者的建议	骨质疏松症经常在不知不觉中发生，是中老年人骨折的主要致病因素。预防骨质疏松要从年轻时开始，骨质疏松需要综合防治，个性化措施。				

（二）四川省

陈德才

姓　名	陈德才	性　别	男	年　龄	48岁
科　室	内分泌代谢科	职　称	教授	现任职务	副主任
工作单位	四川大学华西医院		联系电话	028-85422982	
出门诊时间	每周四下午		邮箱	18980601309@163.com	
工作简历	1991年至今　在四川大学华西医院内分泌代谢科从事临床、教学与科研工作至今，历任住院医师、主治医师、副教授、教授、四川省卫计委学术技术带头人				
参加的学术组织及任职	中华医学会骨质疏松和骨矿盐疾病分会常委 四川省医师协会内分泌代谢病专科医师分会副会长兼候任会长 四川省医学会骨质疏松专委会副主任委员兼候任主任委员 成都市医学会骨质疏松专委会主任委员				
学术成就	作为课题负责人承担多项国际合作课题、国家科技部及省科技厅等资助课题八项。获四川省科技进步三等奖一项，获得我国国家发明专利一项及欧共体发明专利一项。 在国内外核心学术期刊以第一作者或通信作者发表科研论著六十余篇，并副主编专著《骨质疏松性骨折的临床诊断与治疗》，副主译《骨质疏松营养学》，参编专著十余部。				
专业特长	骨质疏松症、骨质疏松性骨折、骨软化、甲状旁腺功能亢进症等代谢性骨病的诊治；其他内分泌代谢病诊治，如糖尿病、甲亢、垂体与肾上腺疾病等。				

金小岚

姓　名	金小岚	性　别	男	年　龄	58 岁
科　室	内分泌科	职　称	主任医师	现任职务	无
工作单位	成都军区总医院			联系电话	028-86570622
出门诊时间	星期一、三全天			邮箱	williamsjin@sina.com
工作简历	1989 年 8 月—1992 年 8 月　成都军区总医院内分泌科主治医师 1992 年 8 月—1995 年 8 月　北京协和医院内分泌科博士研究生 1995 年 8 月至今　成都军区总医院内分泌科主任医师				
参加的学术组织及任职	中华医学会骨质疏松和骨矿盐疾病分会副主任委员 四川省医学会骨质疏松专业委员会主任委员 中国医院协会医疗质量管理委员会委员				
学术成就	绝经后骨质疏松发病机制的研究（分子机制）。 低氧致骨丢失的分子机制的研究。				
专业特长	骨质疏松及其他代谢性骨病。				
给患者的建议	骨质疏松症可防可治，关键是早期发现，规范诊治。				

（三）贵州省

张 巧

姓　名	张　巧	性　别	女	年　龄	49岁
科　室	内分泌代谢病科	职　称	主任医师	现任职务	副主任
工作单位	贵阳医学院附属医院			联系电话	
出门诊时间	每周一上下午			邮箱	zhangqiao@medmail.com.cn
工作简历	1987年7月　毕业于贵阳医学院临床医学系，同年留校一直工作与贵阳医学院附属医院内科 1995年12月　晋升为内分泌代谢病专业主治医师 1997年9月—1998年9月　赴上海瑞金医院进修学习 2000年12月　晋升为副主任医师 2005年　起担任内分泌代谢病科副主任 2006年　晋升为主任医师 2007年7月　获得贵阳医学院内科学内分泌代谢病专业硕士研究生 2010年12月　聘为贵阳医学院教授，同年获得贵阳医学院骨干教师 2013年　获得优秀硕士研究生导师				
参加的学术组织及任职	中华医学会骨质疏松暨骨矿盐疾病分会第二、三、四届委员 中华医学会内分泌学会第九届委员 贵州省骨质疏松暨骨矿盐疾病分会第一、二、三届主任委员 贵州省内分泌暨糖尿病学分会副主任委员 中华骨质疏松及骨矿盐疾病杂志编委				
学术成就	一、主持科研项目 1. 贵州省省长基金－贵阳市成人维生素D及骨代谢相关性研究（2009—2012年）。 2. 贵州省科技厅社发项目：维生素D营养状况与糖代谢相关性研究（2011—2013年）。 3. 国内多中心项目：中国十城市甲状腺疾病流行病学调查（2009—2012年）。 4. 中国20城市糖尿病及其并发症调查（2011—2014年）。 二、发表的省级以上核心期刊文章 发表省级以上核心期刊文章12篇，其中中华系列杂志5篇，SCI 1篇。 三、人才培养 近3年培养硕士研究生10人，其中毕业6人，在读3人。				
专业特长	擅长糖尿病诊治、甲状腺疾病、性腺、垂体及骨质疏松症诊治，同时致力研究贵阳市糖尿病、维生素D营养状况、甲状腺及骨质疏松症流行病学调查。				
给患者的建议	提倡健康生活方式，合理膳食，规律运动，戒烟限酒，良好心态；按时服药，定期随诊。				

西北地区

（一）陕西省

刘 建

姓 名	刘 建	性 别	男		年 龄	56 岁
科 室	创伤骨科	职 称	主任医师、教授		现任职务	科室主任
工作单位	第四军医大学第一附属医院（西京医院）			联系电话		
出门诊时间	每周三上午			邮箱		ljreny@fmmu.edu.cn
工作简历	1978 年 9 月　第四军医大学学员一大队学员 1983 年 7 月　第四军医大学第一附属医院骨科（室）助教、住院医师 1989 年 7 月　第四军医大学第一附属医院骨科（室）讲师、主治医师 1994 年 12 月　第四军医大学第一附属医院骨科（室）副教授、副主任医师 2001 年 4 月　武汉解放军 161 医院骨科带职锻炼 2003 年 8 月　第四军医大学第一附属医院骨科（室）教授、主任医师 2006 年 4 月　第四军医大学第一附属医院骨科（室）副主任					
参加的学术组织及任职	现任华裔骨科学会理事 亚洲创伤骨科学会理事 AO 创伤中国讲师团讲师 中国老年学会骨质疏松委员会副主任委员 中国生物医学技术协会骨组织库分会副主任委员 中国残疾人康复协会肢体残疾康复专业委员会副主任委员 中国人民解放军骨科专业委员会创伤学组副主任委员 中国人民解放军医学科学技术委员会战创伤学专业委员会委员 国际矫形与创伤外科学会中国部创伤学会常委 中华医学会组织修复与再生分会委员、中华医学会骨科学分会创伤骨科学组委员 中国医师协会创伤外科医师分会委员、中国医疗保健国际交流促进会骨科疾病防治专业委员会委员 中国机械工程学会生物制造学会委员、中国修复重建外科专业委员会基础与材料学组委员 中国中西医结合学会骨伤科分会骨质疏松工作委员会副主任委员 陕西省医学会骨质疏松及骨矿盐疾病分会主任委员、陕西省老年学会骨质疏松委员会副主任委员、陕西省医学会骨科分会常委 《中国骨质疏松杂志》副主编 《中国矫形外科杂志》常务编委 《中国骨质疏松与骨矿盐疾病杂志》、《中华创伤骨科杂志》、《中国骨与关节杂志》编委					

学术成就	完成（或在研）国家 863 课题分题 2 项；973 课题分题 1 项；十一五国家科技支撑计划课题分题 2 项；国家自然科学基金课题 4 项；军队九五、十五、十一五重点课题／分题 4 项；陕西省科技厅国际合作课题 1 项。 获国家科技进步二等奖 1 项；军队科技进步一等奖 1 项、二等奖 2 项；陕西省科技进步一等奖 1 项、二等奖 1 项。主编专著 1 部；主译专著 1 部；发表学术论文近 200 篇，SCI 21 篇。 参加编写专著 2 部、主编 1 部、主译专著 1 部、参译 4 部。培养博士研究生近 20 名，硕士近 50 名。
专业特长	严重骨关节损伤的修复及骨质疏松性骨折的防治。

李明全

姓　名	李明全	性　别	男		年　龄	64 岁
科　室	骨科	职　称	主任医师、教授		现任职务	科室主任
工作单位	第四军医大学第一附属医院			联系电话		
出门诊时间				邮箱		limingquan@fmmu.edu.cn
工作简历	1973 年　毕业于第四军医大学医疗系 1973 年至今　第四军医大学第一附属医院骨科 2000 年 3 月—2008 年 8 月　第四军医大学西京医院骨科专科医院院长、主任					
参加的学术组织及任职	现任中华医学会骨质疏松和骨矿盐疾病分会常委 陕西骨科分会副主任委员 陕西省医学会骨质疏松和骨矿盐疾病分会前任主委 西京医院伦理委员会主委 《中华骨质疏松和骨矿盐疾病杂志》编委 《中华现代临床医学杂志》编委 《中华创伤杂志》编委 《中国矫形外科杂志》编委 《颈腰痛杂志》编委					
学术成就	现主持国家 973 课题"脊髓损伤的修复"的临床应用研究。发表论文 144 篇，参编专著 5 部，担任科研课题 5 项，多次受到表彰，荣获三等功一次，获军队科技进步二等奖。					
专业特长	骨科疾病、脊柱外科、创伤骨科、人工关节置换、骨科疑难病。					

（二）宁夏回族自治区

吕金捍

姓　名	吕金捍	性　别	男	年　龄	46 岁
科　室		职　称	主任医师	现任职务	副院长
工作单位	宁夏回族自治区人民医院			联系电话	
出门诊时间	周三上午			邮箱	lvjhan@163.com
工作简历	1993 年 07 月—2006 年 06 月　宁夏医科大学附属医院医师、主治医师、副主任医师 2006 年 06 月—2008 年 01 月　宁夏医科大学副主任医师 2008 年 01 月至今　宁夏人民医院主任医师、院长助理、副院长				
参加的学术组织及任职	中华医学会骨质疏松和骨矿盐疾病分会委员 中国医师协会骨科医师分会脊柱内镜专家委员会委员 中国老年学学会老年脊柱关节疾病专业委员会委员 中国医学装备协会医学装备采购管理专业委员会委员 中国医院协会自律维权工作委员会委员 中华骨质疏松和骨矿盐疾病杂志编委 中国卫生质量管理杂志编委 宁夏医师协会副会长、宁夏医学会常务理事、宁夏高级专家联合会理事 宁夏医学会骨质疏松和骨矿盐疾病分会主任委员、宁夏医学会骨科分会副主任委员 宁夏医师协会骨科医师分会副主任委员、宁夏医学杂志编委 中国医药生物技术协会骨组织库分会第三届委员会委员				
学术成就	1.《csrp2 在类风湿性关节炎滑膜增殖侵袭中的作用研究》，国家自然科学基金立项 2.《利用医院信息化建立全成本核算管理体系的应用研究》，宁夏回族自治区科技攻关项目。 3.《宁夏城市社区和农村老龄人口骨质疏松症流行病学和综合干预治疗策略的研究》，宁夏自然科学基金。 4.《人工关节无菌性松动发病机制及阿伦磷酸纳治疗无菌性松动的研究》，自治区科技进步二等奖。 5.《利用医院信息化建立全成本核算管理体系的应用研究》，宁夏医学科学技术奖二等奖。 6.《动态监管医疗质量与安全联合办公平台的应用研究》，宁夏医院管理协会医院管理创新二等奖。 7.《搭建全开放式银医自助平台创新服务模式》，宁夏医院管理协会首届医院管理创新奖（宁夏医院管理协会）。 在核心医学期刊发表论著多篇。				

专业特长	自治区"新世纪 313 人才工程"人选，享受自治区政府特殊津贴专家，现任自治区人民医院副院长。从事骨科的临床与教学工作近 20 年，在创伤急诊急救处理、脊柱及关节的退行性疾病、骨质疏松诊断和治疗方面积累了大量经验，熟练掌握了骨科常见病、多发病及部分高难度手术如骨盆骨折、人工关节置换、脊柱前路手术、椎体成型的手术技术，完成各级各类手术上千例。在医院学科建设、人事管理、人才建设、信息化建设和医院规划建设等方面作出了突出贡献，2012 年医院获中国卫生信息学会颁发的 2012 年卫生信息化推进优秀奖，个人在专业学术领域取得了不平凡的业绩，2015 年获自治区先进工作者。
给患者的建议	关注"骨"健康，改善"骨"质量。

雷 晨

姓　名	雷晨	性　别	男	年　龄	40岁
科　室	内分泌科	职　称	副教授	现任职务	副主任
工作单位	宁夏医科大学总医院		联系电话		
出门诊时间	周一下午、周二上午、周四下午		邮箱		leichen@medmail.com.cn
工作简历	1997年7月—2003年4月　宁夏医学院附属医院住院医师 2003年4月—2009年7月　宁夏医科大学附属医院主治医师 2005年—2008年　宁夏医科大学获得硕士学位 2009年7月至今　宁夏医科大学总医院副教授 2012年至今　西安交通大学攻读博士学位				
参加的学术组织及任职	中华医学会骨质疏松和骨矿盐学会青年委员 中国老年病研究会康复分会委员 《中华骨质疏松和骨矿盐杂志》编委 宁夏药物咨询委员会委员				
学术成就	曾获得宁夏自然科学优秀论文一等奖一项、二等奖三项；现承担教育部项目一项；自治区自然科学基金两项，自治区科技攻关项目一项，银川市科技攻关项目一项，厅级科研课题五项。同时承担自治区教学改革基金一项，宁夏医医科大学教学改革科研基金四项，宁夏医科大学教材改革两项。发表论文23篇，其中核心期刊17篇，省级期刊5篇，同时参编教材两部，主编专业书籍两部，参编专业书籍两部。				
专业特长	内分泌疾病的诊断和治疗，尤其是对骨质疏松的诊断和治疗、围产内分泌疾病和临床药学方向。				
给患者的建议	骨质疏松的诊断治疗固然重要，但最重要的是预防，如果治疗和预防需要全面、标准地进行防治。				

（三）新疆维吾尔自治区

刘文亚

姓　名	刘文亚	性　别	女	年　龄	52岁
科　室	影像中心	职　称	教授、主任医师	现任职务	中心主任
工作单位	新疆医科大学第一附属医院			联系电话	
出门诊时间	每周二上午12：00～13：30			邮箱	13999202977@163.com
工作简历	1984年　由新疆医学院临床医学系毕业分配到新疆医学院第一附属医院放射科，担任住院医师，助教 1986年　攻读新疆医学院医学影像专业硕士研究生，1989年毕业转到医院CT室，担任住院医师，讲师 1994年　晋升副主任医师 2000年　晋升主任医师、教授 1999—2002年　攻读新疆医科大学内科心血管专业博士 2004—2005年　赴瑞典隆德大学医院放射科进行博士后培训 2006年　担任影像中心主任 2011年　担任新疆医科大学医学影像系主任				
参加的学术组织及任职	中华骨矿盐及骨质疏松专业委员会委员 新疆骨质疏松学会副主委 中国老年学会骨质疏松专业委员会常委 中华放射学会腹部学组委员 新疆放射学会副主委 高教部医疗技术类专家指导委员会委员 卫生部外科治疗包虫病专家指导委员会委员 中国医学影像技术研究会理事 中国抗癌学会肿瘤影像专业学会常委 中国医师协会放射医师学会委员 中国医学影像装备学会委员等 担任《中华放射学杂志》、《中国医学影像学杂志》、《中国医学影像技术杂志》、《临床放射学杂志》、《实用放射学杂志》、《放射学实践》、《现代医学影像》的编委				
学术成就	主编著作5部，参编5部；发表论文80余篇；中华医学会医学人文奖获得者；中华医学三等奖获得者；自治区优秀专业技术工作者，自治区有突出贡献的优秀专家新疆医科大学优秀教师，新医大一附院优秀硕士研究生导师；曾先后获得国家科技进步2等奖1项，自治区科技进步二等奖2项，三等奖5项。				
专业特长	从事影像诊断工作30年，熟练掌握CT、MRI诊断。 致力于新疆常见病（冠心病、骨质疏松症、肿瘤、包虫病）从基础到临床的研究。				
给患者的建议	保持身体健康从提倡健康生活方式开始。				

东北地区

（一）黑龙江省

陶天遵

姓 名	陶天遵	性 别	男	年 龄	75 岁
科 室	骨二科	职 称	主任医师、教授	现任职务	
工作单位	哈尔滨医科大学附属第二医院			联系电话	
出门诊时间	每周一、四、五全天			邮箱	taotianzun2013@163.com
工作简历	1965 年至今　毕业于哈尔滨医科大学医学系，同年分配至哈尔滨医科大学附属第二医院工作至今				
参加的学术组织及任职	中华医学会骨质疏松与骨矿盐疾病分会常务委员 中华医学会骨科分会骨质疏松学组副组长 中华医学会老年医学委员会骨代谢学组顾问 东北地区及黑龙江骨质疏松委员会主任委员 中国老年学学会脊柱关节委员会副主任委员 中国老年学学会骨质疏松委员会副主任委员 黑龙江医学会骨科分会副主任委员 《中华骨科杂志》、《中华骨质疏松与骨矿盐疾病杂志》、《中国矫形外科杂志》、《中国骨与关节杂志》编委 《中国骨质疏松杂志》副主编 《医学参考报骨质疏松论坛》名誉主编				
学术成就	国家教育部科技二等奖。 国家科技部医药研究康辰骨质疏松学科成就奖。 黑龙江省政府科技二等奖。 黑龙江高教科研一、三等奖。 中国老年学学会骨质疏松"终身成就奖"。				
专业特长	骨科，骨关节病，骨质疏松。				
给患者的建议	关注骨骼健康，撑起健康大厦。				

陶树清

姓　名	陶树清	性　别	男	年龄	50 岁
科　室	骨科	职　称	教授	现任职务	科主任
工作单位	哈尔滨医科大学附属第二医院			联系电话	
出门诊时间	每周二全天			邮箱	taoshuqing@aliyun.com
工作简历	1989—1992 年　哈尔滨医科大学附属第二医院骨科住院医师 1992—1995 年　哈尔滨医科大学附属第二医院骨科主治医师 1995—1998 年　哈尔滨医科大学附属第二医院骨科副主任医师、副教授 1998 年至今　哈尔滨医科大学附属第二医院骨科主任医师、教授 2013 年至今　担任骨、关节疾病与骨肿瘤外科主任				
参加的学术组织及任职	《中国骨质疏松杂志》常务编委 《中华临床医药杂志》编委 《骨质疏松和骨矿盐疾病杂志》编委 《中国骨与关节杂志》编委 《中国微侵袭神经外科杂志》特邀审稿人 世界华裔骨科学会理事 中华医学会骨质疏松与骨矿盐学会委员 中国老年学会骨质疏松委员会委员 中国老年脊柱关节疾病委员会常务委员 中华医学会骨科学会骨质疏松学组委员 中国康复医学会创伤康复委员会副主任委员 黑龙江省骨质疏松专业委员会主任委员 黑龙江省康复医学会人工关节专业委员会主任委员 黑龙江省老年学学会脊柱、骨关节专业委员会主任委员 黑龙江省老年医学会骨病学组主任委员 黑龙江省康复医学会肿瘤专业委员会主任委员 东北地区骨质疏松委员会副主任委员 黑龙江省骨科学会委员、黑龙江省康复医学会委员 黑龙江省脊柱脊髓损伤委员会副主任委员、黑龙江省骨关节镜学会副主任委员 黑龙江省亚健康专业委员会副主任委员等				

续表

学术成就	主持与参加国家级、省厅级科研课题共计11项。曾于《中华骨科杂志》、《中国骨质疏松杂志》、《骨质疏松和骨矿盐疾病基础与临床》、《中国中医骨伤科杂志》、《中华显微外科杂志》、《中国临床康复》、《哈尔滨医科大学学报》等杂志发表学术论文54篇，获各级科技进步奖12项，医疗新技术应用奖27项，参加编写规划教材、专科论著14部。
专业特长	1. 各种类型的骨质疏松症的内科药物治疗、各种骨质疏松性骨折的外科治疗。 2. 须要进行人工关节置换手术的各种疾病的治疗。 3. 各种骨肿瘤的外科治疗，尤其是四肢恶性骨肿瘤的保肢治疗。 4. 各种运动损伤的微创手术治疗。
给患者的建议	1. 老年人全身不适、疼痛时，想着点查查有没有骨质疏松。 2. 长时间吃激素的人，经常看看有没有骨质疏松。 3. 老年后，弯腰、驼背，一定要想着骨质疏松。 4. 轻微外伤就骨折的人，一定要看骨质疏松。 5. 得了骨质疏松症，一定要找骨质疏松症的专科医生，这样才能得到正确、有效的治疗。

（二）吉林省

张萌萌

姓　　名	张萌萌		性　别	女		年　　龄	59 岁
科　　室	骨质疏松诊疗中心 （吉林省卫生厅命名并监管）		职　称	主任医师、 博士生导师	现任职务	骨质疏松诊疗中 心主任
工作单位	一汽总医院暨吉林大学第四医院				联系电话	
出门诊时间	周三、周四、周五上午				邮箱	zhmm5866@ 163.com
工作简历	1980 年　内科医师、主治医师、副主任医师、科副主任 1994 年　核医学科副主任医师、主任医师、科主任 2007 年　骨质疏松研究所主任 2011 年　骨质疏松诊疗中心主任						
参加的学术 组织及任职	中华医学会骨质疏松和骨矿盐疾病分会全国委员 中国老年学会骨质疏松委员会副主任委员 中国骨质疏松杂志副主编 中华医学会老年医学分会骨代谢学组委员 中华骨质疏松和骨矿盐疾病杂志编委 国家药物临床试验机构抗骨质疏松药物临床试验研究项目负责人 吉林省医学会理事 吉林省骨质疏松骨矿盐疾病专科分会副主任委员 吉林省核医学专科分会副主任委员						
学术成就	1. 完成国家 863 课题一项。 2. 完成国家十一五课题二项。 3. 省、部级科技发展支撑计划、自然科学基金课题四项。 4. 省、部级科技进步二等奖一项。 5. 省自然科学学术成果二等奖一项。 6. 市级科技奖励二等奖共九项。 7. 中国老年学学术成果奖一项。 8. "第 20 届世界老年学与老年医学大会"优秀论文奖一项。 9. 《中国骨质疏松杂志》优秀论文特等奖一项。 10. 在国内、外核心期刊以第一作者及通讯作者发表学术论文 70 余篇。 11. SCI 期刊学术论文 4 篇。 12. 主编、参编学术专著五部。						

续表

专业特长	从事骨质疏松诊疗与研究工作 19 年，在绝经后骨质疏松、老年性骨质疏松、特发性骨质疏松、继发性骨质疏松诊疗方面具有丰富的临床经验，自 1995 年至今，诊疗患者达 80 000 余人次。 1998 年开始应用骨代谢指标进行骨质疏松诊断与鉴别诊断，并完成了多项骨代谢指标与骨密度相关性的研究；应用骨代谢指标对骨质疏松疗效评价的研究。 2008 年起，开展骨质疏松致病基因的研究，完成了 COL1A1-1997G/T、-1663In/delT、+1245G/T 与绝经后骨质疏松、老年性骨质疏松及骨质疏松性骨折的研究课题；开展维生素 D 受体的研究。
给患者的建议	骨骼是人体的支架，伴随人一生，坚强的骨骼给您神采，给您尊严，给您幸福！

（三）辽宁省

付 勤

姓 名	付勤	性 别	男	年 龄	57岁
科 室	骨外科	职 称	教授	现任职务	骨科主任
工作单位	中国医科大学附属盛京医院骨外科			联系电话	
出门诊时间	每周二上午			邮箱	fuq@sj-hospital.org
工作简历	1982年9月—1988年9月　中国医科大学附属第一医院外科助教、住院医师 1988年9月—1996年9月　中国医科大学附属第二医院骨科讲师、主治医师 1996年9月—2002年9月　中国医科大学附属第二医院骨科副教授、副主任医师 2002年9月至今　中国医科大学附属盛京医院骨科教授、主任医师				
参加的学术组织及任职	中华医学会骨质疏松与骨矿盐疾病分会委员 中华医学会骨科分会微创学组委员 中国康复医学会脊柱脊髓损伤专业委员会委员 中国残疾人联合会脊髓损伤专业委员会委员 中华医学会辽宁省骨科学会副主任委员 《中华外科杂志》、《中华骨质疏松与骨矿盐疾病》、《中国骨与关节损伤杂志》、《中国脊柱脊髓杂志》编委 盛京医院骨外科学科带头人				
学术成就	在国外SCI杂志及国内核心期刊发表论著多篇。 作为第一负责人承担国家自然科学基金面上项目两项： 1. IFN-γ对糖皮质激素性骨质疏松小鼠的防治作用及其调节骨代谢机制。 2. 有机镓防治绝经后骨质疏松临床前评价及作用机制代谢组学研究。				
专业特长	每年收治并亲自主刀进行脊柱、关节手术近千例。每年收治并亲自主刀进行脊柱手术400余例、关节手术300余例。在代表脊柱外科高水平的颈椎前后路手术、胸腰椎骨折脱位手术、腰椎滑脱整复手术、脊柱肿瘤手术等方面，技术娴熟。在东北地区开展了首例世界先进水平的颈椎人工间盘置换术，率先开展了前后路颈椎联合手术，经胸腔肿瘤切除减压及脊柱稳定性重建等手术。在人工关节外科方面针对晚期股骨头坏死、强直性脊柱炎、类风湿性关节炎等疾病采用人工髋关节置换术，大量开展了高难度的人工髋关节翻修术；广泛开展了人工全膝关节表面置换术治疗膝关节骨性关节炎、类风湿性关节炎。				
给患者的建议	作为一种退化性的老年疾病，骨质疏松症正悄无声息地在老年人群中发生、发展起来。其严重后果是骨折以及骨折后并发症所致的残疾及死亡，在我国正步入老龄化社会的今天尤为值得我们注意。但骨质疏松是可以控制和治疗的，应尽早预防并给予骨质疏松症干预，采用适当合理的治疗有效降低骨折的风险。所以，普及骨质疏松知识，早期诊断、规避相应骨折风险、采用规范的防治措施是十分必要的。				